国家执业药师资格考试卓越速通宝典

中药学专业知识（二）

2017

国家执业药师资格考试命题研究委员会　编写

科学出版社
北　京

内 容 简 介

本书参照执业药师资格考试最新考试大纲和教材，精选教材重点知识，力求全面覆盖考点，依据命题规律精编试题。本书分为考点提炼、真题再现、强化练习、模拟测试四大模块。考点提炼精炼书本内容，减少复习压力，有效利用备考时间；真题再现部分“以点带题”，将考点与真题一一对应，帮助考生熟悉命题形式；强化练习则是“以题带点”，用精心编写的练习题强化考点，学以致用；模拟测试为每个章节末的模拟试题，用以检验学习的效果。经过多轮多层次的训练，帮助考生强化应试能力，提高应试技巧，顺利通过国家执业药师资格考试。

本书是执业药师资格考试应试人员的复习备考用书。

图书在版编目（CIP）数据

中药学专业知识（二）：2017 / 国家执业药师资格考试命题研究委员会编写. —北京：科学出版社，2017.4
国家执业药师资格考试卓越速通宝典
ISBN 978-7-03-052480-5

Ⅰ. ①中…　Ⅱ. ①国…　Ⅲ. ①中药学–资格考试–自学参考资料
Ⅳ. ①R28

中国版本图书馆 CIP 数据核字(2017)第 069817 号

责任编辑：赵炜炜　李国红 / 责任校对：桂伟利
责任印制：赵　博 / 封面设计：范　唯

科学出版社 出版
北京东黄城根北街 16 号
邮政编码：100717
http://www.sciencep.com
北京市密东印刷有限公司 印刷
科学出版社发行　各地新华书店经销
*
2017 年 4 月第　一　版　　开本：787×1092　1/16
2017 年 4 月第一次印刷　　印张：9 1/4
字数：273 000
定价：38.00 元
(如有印装质量问题，我社负责调换)

前　言

根据国务院印发的《"十三五"国家药品安全规划》中对未来执业药师队伍的要求可知，到 2020 年，执业药师服务水平要显著提高。每万人口执业药师数须超过 4 人，所有零售药店主要管理者必须具备执业药师资格、营业时有执业药师指导合理用药。不难看出，国家对执业药师队伍的培养日益重视，执业资格证书行业前景不容小觑。然而，参加药师考试的考生，不可谓专业不精，知识不全，但面对考试，总显得束手无策，屡屡失败。如何破解学与考脱节的困境呢？药学相关知识厚重而渊博，全面而精深，执业药师资格考试，有规律、有重点、有方向，两者并不矛盾，只是需要打通知识与考试的通道。

"国家执业药师资格考试卓越速通宝典"应运而生。本丛书是一套由全国知名执业药师资格考试考前培训学校"环球卓越"策划，众多一线辅导专家倾情加盟，联袂为众多志在考取执业药师资格的考生量身定做的应试辅导丛书。本丛书参照最新考试大纲和教材，精选教材重点知识，力求全面覆盖考点，并结合历年考试的具体情况和新版大纲的修订内容精编部分试题，帮助考生全面掌握知识点，提高应试答题技巧，顺利通过国家执业药师资格考试。

本丛书特点如下：

一、名师执笔，实用性强

编写本丛书的作者常年活跃在教学一线，精研教材，深谙大纲，丛书内容是他们多年辅导经验的提炼和结晶，实用性非常强，专为执业药师考生定制。

二、体例独特，一书多用

本丛书体例为考点提炼、真题再现、强化练习、模拟测试。考点提炼是将原有的大篇幅的书本内容，提炼为精炼的考点，减小复习压力，更有效地利用备考时间；真题再现，则针对每个考点，将最近几年真题中相应的命题挑选出来与之对应，帮助考生熟悉命题形式；强化练习则是一点一题，用一组相关的练习题强化一个考点，学以致用；模拟测试为每个章节精心编写一套模拟试题，用以检验学习的效果。本丛书内容总结性和针对性很强，经过多轮多层次的训练，考生的应试能力得以大幅提升。

三、超值服务，锦上添花

文字内容有限，为了让考生全方位提升应试能力，本书随书附赠分册专属名师网络课堂，让读者结合图书，聆听名师的倾心讲解。轻轻一扫封面二维码，便可将本书变成行走的有声课堂。此外，更有海量资料赠送，真正物超所值。

为了保证编写质量，我们参考了诸多国内外文献，但并未一一注明。我们也引用了部分已出版过的试题和练习，因篇幅所限，也未能一一讲明出处。在此，我们谨对有关作者一并表示感谢。

书中可能还有些遗漏，敬请同行和广大读者指出，待再版时纠正。

国家执业药师资格考试命题研究委员会

2017 年 1 月

目　录

科 目 概 述

科目特点

中药学专业知识二，是一门比较专业的科目，共计有两篇组成。

章节	内容	内容	分值	总分
上篇	常用单味中药	功效	33 分	61 分
		主治	19 分	
		配伍，药理	9 分	
下篇	常用中成药	功效	32 分	59 分
		主治	23 分	
		组成，方义	4 分	

本科目是一个需要硬性记忆的科目，考点集中，但内容较多，故在复习时，应将精力放在功效和主治方面，轻化其他内容，才能用最少时间，拿到最高的分值。

科目复习指导

【第一阶段】复习时间 1 个月

单味中药：每天 15 味中药功效抄写。

【第二阶段】复习时间 1 个月

单味中药：复习中药功效，强化中药主治，每天 15 味中药。

常用中成药：每天 10 首方剂主治抄写。

【第三阶段】复习时间 1 个月

单味中药：强化练习题，筛选错题。

常用中成药：复习中成药主治，强化中成药功效，每天 10 首方剂。

【第四阶段】复习时间 1 个月

单味中药：强化练习题，每天抄写 15 味中药。

常用中成药：强化练习题，筛选错题。

【第五阶段】复习时间 15 天

大量做复习题，进行模拟测验，检测自己的盲点，难点，进行考前的最后突击。

上篇　常用单味中药

章节概述

本章节，历年考试的分值约占整个科目分值的 61 分，考试内容体现在功效，主治，用法用量及使用注意。功效占分比例最高约为 33 分，其次为主治约为 19 分，其中功效是最为核心的内容，即可作为主治的铺垫，又作为下篇常用中成药的铺垫。但功效又不好记忆，容易混淆，故在本篇章中，主要以对比的形式呈现，能够更好地帮助大家记忆。在复习过程中，最好以看、读、写三种方式在复习，才可加深印象。应贯穿于整个考试复习过程中，做到每天都能学习强化，才能在考试中达到最佳的复习效果。

按照章节的药味数以及分值占比，在复习过程中应重点复习第一章解表药，第二章清热药，第四章祛风湿药，第七章温里药，第八章理气药，第十三章化痰止咳平喘药，第十七章补虚药。这 7 个章节，药味数约占常用单味中药的 60%，分值占有为 73%。

章节	内容	药味数	分值
第一章	解表药	26 味	3～4 分
第二章	清热药	58 味	6～9 分
第三章	泻下药	13 味	1～2 分
第四章	祛风湿药	25 味	3～4 分
第五章	芳香化湿药	8 味	1～2 分
第六章	利水渗湿药	20 味	3～4 分
第七章	温里药	9 味	2～3 分
第八章	理气药	20 味	2～3 分
第九章	消食药	6 味	1 分
第十章	驱虫药	8 味	1 分
第十一章	止血药	20 味	2～3 分
第十二章	活血祛瘀药	29 味	3～4 分
第十三章	化痰止咳平喘药	33 味	4～5 分
第十四章	安神药	10 味	1 分
第十五章	平肝息风药	13 味	1～2 分
第十六章	开窍药	5 味	1 分
第十七章	补虚药	56 味	7～9 分
第十八章	收涩药	19 味	1～2 分
第十九章	涌吐药	3 味	0～1 分
第二十章	杀虫燥湿止痒药	8 味	0～1 分
第二十一章	拔毒消肿敛疮药	11 味	0～1 分

第一章 解 表 药

❖ **含义**：以发散表邪，解除表证为主要功效的药物，称为解表药。

❖ **分类**：

（1）辛温解表药（发散风寒药）——辛温，发散风寒，发汗力强，主治外感表证。

（2）辛凉解表药（发散风热药）——辛凉，疏散风热，发汗力缓和，长于透解表热，主治外感风热表证。

❖ **使用注意**：

（1）中病即止，不可过汗，以免损伤阳气和津液。

（2）体虚多汗及热病后期津液亏耗者忌服。

（3）对久患疮痈、淋病及失血患者，虽有外感表证，也要慎重使用。

（4）入汤剂不宜久煎，以免有效成分挥发过多而降低疗效。

第一节 辛温解表药

功能篇

【麻黄、香薷、浮萍】

麻黄：发汗解表，宣肺平喘，利水消肿

香薷：发汗解表，和中化湿，利水消肿

浮萍：发汗解表，透疹止痒，利水消肿（辛凉解表药）

【麻黄、桂枝】

麻黄：发汗解表，宣肺平喘，利水消肿

桂枝：发汗解肌，温通经脉，助阳化气

【紫苏、生姜】

紫苏：发表散寒，行气宽中，安胎，解鱼蟹毒

生姜：发汗解表，温中止呕，温肺止咳，解鱼蟹毒，解半夏天南星毒

【荆芥、防风】

荆芥：散风解表，透疹止痒，止血

防风：祛风解表，胜湿，止痛，解痉

【羌活、藁本】

羌活：解表散寒，祛风胜湿，止痛

藁本：发表散寒，祛风胜湿，止痛

【细辛、白芷】

细辛：祛风散寒，通窍，止痛，温肺化饮

白芷：发散风寒，通窍，止痛，燥湿止带，消肿排脓

【苍耳子、辛夷】

苍耳子：散风寒，通鼻腔，除湿止痛，止痒

辛夷：散风寒，通鼻腔

【西河柳】

发表透疹，祛风除湿

【经典试题——真题再现】

最佳选择题

1. 防风不具有的功效是（2016 年 A 型 1 题）

A. 解痉　B. 止痛　C. 胜湿

D. 活血通络　E. 祛风解表

答案：D

【单 元 测 试】

一、最佳选择题（A 型题）

每题 1 分。题干在前，选项在后。每道题的备选选项中，只有一个最佳答案，多选、错选或不选均不得分。

1. 生用祛风解表，炒炭止血的药是

A. 桂枝　B. 羌活　C. 防风

D. 荆芥　E. 白芷

2. 防风的功效是

A. 发汗解表，平喘，利水

B. 发汗解表，和中化湿，利水消肿

C. 祛风解表，胜湿止痛，解痉

D. 发表透疹，祛风除湿

E. 散风寒，通鼻窍

3. 羌活除祛风散寒外，又有的功效是

A. 通窍止带　B. 行气宽中　C. 化湿和胃

D. 胜湿止痛　E. 平喘利尿

4. 细辛除祛风散寒外，又能

A. 利水消肿　B. 燥湿止带　C. 温肺化饮

D. 消肿排脓

E. 升阳止泻
5. 白芷不具有的功效是
A. 燥湿止带　B. 利水消肿
C. 消肿排脓　D. 通窍止痛
E. 发散风寒
6. 既能散风寒，通鼻窍，又可除湿止痛的药是
A. 荆芥　B. 苍耳子　C. 藁本
D. 辛夷　E. 羌活
7. 辛夷的功效是
A. 发汗解表，和中化湿，利水消肿
B. 发汗解表，平喘，利水
C. 祛风解表，胜湿止痛，解痉
D. 散风寒，通鼻窍
E. 发表透疹，祛风除湿
8. 西河柳的功效是
A. 发汗解表，平喘，利水
B. 发汗解表，和中化湿，利水消肿
C. 祛风解表，胜湿止痛，解痉
D. 散风寒，通鼻窍
E. 发表透疹，祛风除湿
9. 能解鱼蟹，及半夏，天南星毒的药是
A. 生姜　B. 紫苏　C. 藿香
D. 香薷　E. 牛蒡子
10. 桂枝不具有的功效是
A. 温通经脉　B. 发汗解肌
C. 温中散寒　D. 平喘利尿
E. 助阳化气
11. 紫苏不包括的功效是
A. 解鱼蟹毒　B. 发表散寒
C. 行气宽中　D. 祛风止痉
E. 安胎
12. 生姜除发散风寒外，又有的功效是
A. 止呕　B. 止痉　C. 止血
D. 止泻　E. 止带
13. 荆芥除祛风解表外，又有的功效是
A. 燥湿止带　B. 温肺化饮　C. 行气宽中
D. 祛风止痉　E. 透疹止痒
14. 防风不具有的功效是
A. 止痛　B. 祛风解表　C. 止带
D. 止痉　E. 胜湿

二、配伍选择题（B 型题）

每题 1 分。备选答案在前，试题在后。每组若干小题。备选项可重复选用，也可不选用。每组题均对应同一组备选答案，每题只有一个正确答案。

A. 温肺止咳　B. 透疹止痒　C. 助阳化气
D. 安胎　E. 解痉
15. 桂枝除发汗解肌外，还能
16. 生姜除发汗解肌外，还能
17. 紫苏除发表散寒外，还能
A. 香薷　B. 羌活　C. 荆芥
D. 防风　E. 细辛
18. 能解痉的药是
19. 能透疹止血的药是
A. 燥湿止带　B. 透疹止痒　C. 宣肺平喘
D. 助阳化气　E. 和中化湿
20. 麻黄除发汗，利水外，还有的功效是
21. 香薷除发汗，利水外，还有的功效是
22. 浮萍除发汗，利水外，还有的功效是
A. 利水消肿　B. 通鼻窍　C. 平喘止咳
D. 透疹止痒　E. 胜湿止痛
23. 羌活，藁本除解表外，又均能
24. 苍耳子，辛夷除解表外，又均能

参考答案

最佳选择题：1. D　2. C　3. D　4. C　5. B　6. B　7. D　8. E　9. A　10. D　11. D　12. A　13. E　14. C

配伍选择题：15. C　16. A　17. D　18. D　19. C　20. C　21. E　22. B　23. E　24. B

主治及用法篇

【麻黄】　发汗解表，宣肺平喘，利水消肿

主治：善于治疗外感风寒表实证

【桂枝】　发汗解肌，温通经脉，助阳化气

主治：治风寒感冒无论表实表虚皆宜，疗阳虚、经寒血滞、水肿及痰饮诸证

【紫苏】　发表散寒，行气宽中，安胎，解鱼蟹毒

主治：风寒感冒兼气滞胀满者尤佳，气滞胎动不安。

【生姜】　发汗解表，温中止呕，温肺止咳，解鱼蟹毒，解半夏天南星毒

主治：胃寒呕吐——“呕家圣药”

【荆芥】　散风解表，透疹止痒，止血

主治：解表散风通用药

【防风】 祛风解表，胜湿，止痛，解痉

主治：治风通用药，无论外风、内风、风湿所致病证，也无论兼寒兼热，均可投用。也可治疗破伤风、小儿惊风

【羌活】 解表散寒，祛风胜湿，止痛

主治：善治太阳头痛及上半身风湿痹证

【细辛】 祛风散寒，通窍，止痛，温肺化饮

主治：寒饮伏肺之要药；善治少阴头痛

【白芷】 发散风寒，通窍，止痛，燥湿止带，消肿排脓

主治：善治阳明经头痛

【香薷】 发汗解表，和中化湿，利水消肿

主治：阴暑证——“夏月之麻黄”

用法：发汗解暑宜水煎凉服

【藁本】 发表散寒，祛风胜湿，止痛

主治：善于治疗巅顶头痛

【苍耳子】 散风寒，通鼻腔，除湿止痛

主治：上通脑顶，下行足膝，外达肌肤，内走筋脉

【辛夷】 散风寒，通鼻腔

主治：治鼻渊头痛与风寒头痛鼻塞常用药

用法：本品有毛，刺激咽喉，内服宜用纱布包煎

【经典试题——真题再现】

综合分析题

某男，18岁，夏季贪凉饮冷，遂致外感于湿，症见恶寒发热。无汗头痛，头重身倦，胸闷泛恶，舌苔薄白而腻。医师诊为阴暑。处方为香薷，厚朴，白扁豆。水煎服。

1. 医师在方中选用香薷，是因其能（2015年C型101题）

A. 发汗解表，行气调中
B. 发汗解表，温中止呕
C. 发汗解表，化湿和中
D. 发汗解表，胜湿止痛
E. 发汗解表，温通经脉

答案：C

2. 香薷治阴暑的最佳服用方法是（2015年C型102题）

A. 水煎凉服　B. 水煎温服　C. 浓煎温服
D. 研末冲服　E. 为丸吞服

答案：A

3. 为了增强上方行气宽中，发散风寒之力，最易选配的药是（2015年C型103题）

A. 荆芥　B. 生姜　C. 麻黄
D. 紫苏　E. 苍耳子

答案：D

【强 化 练 习】

最佳选择题

1. 生用解表，蜜炙平喘的药物是

A. 桂枝　B. 麻黄　C. 紫苏
D. 羌活　E. 荆芥

2. 治风寒表实证兼喘咳，宜首选的药物是

A. 羌活　B. 紫苏　C. 麻黄
D. 桂枝　E. 防风

3. 既走表发汗，又走里温经的药是

A. 香薷　B. 炮姜　C. 艾叶
D. 麻黄　E. 桂枝

4. 桂枝不适宜的病证是

A. 风寒表实证　B. 血热出血证
C. 痰饮证　D. 阳虚胸痹　E. 血滞经闭

5. 尤宜于风寒感冒兼气滞胀满者的药是

A. 防风　B. 生姜　C. 桂枝
D. 细辛　E. 紫苏

6. 喻为“呕家圣药”的是

A. 生姜　B. 香薷　C. 紫苏
D. 桂枝　E. 荆芥

7. 堪称为解表散风通用的药是

A. 生姜　B. 香薷　C. 紫苏
D. 荆芥　E. 藁本

8. 防风的主治病证不包括

A. 风寒表证　B. 血虚发痉　C. 风热表证
D. 小儿惊风　E. 风寒湿痹

9. 尤善治太阳头痛及上半身风湿痹证的药是

A. 细辛　B. 羌活　C. 白芷
D. 辛夷　E. 独活

10. 细辛的主治病证不包括

A. 阳虚外感　B. 风寒表证　C. 头风头痛
D. 肺热喘咳　E. 风寒湿痹

11. 善治阳明经头痛的药物是

A. 苍耳子　B. 白芷　C. 羌活
D. 藁本　E. 荆芥

12. 素有“夏月麻黄”之称的药是
A. 防风　B. 香薷　C. 白芷
D. 桂枝　E. 羌活
13. 香薷主治
A. 阴暑证　B. 寒湿带下　C. 寒饮咳喘
D. 小儿惊风　E. 少阳证
14. 尤宜于巅顶头痛的药是
A. 白芷　B. 辛夷　C. 藁本
D. 细辛　E. 荆芥
15. 上通脑顶，下行足膝，外达肌肤，内走筋脉的药是
A. 辛夷　B. 香薷　C. 紫苏
D. 苍耳子　E. 荆芥
16. 能散风寒，通鼻窍，宜布包入煎的药物是
A. 香薷　B. 麻黄　C. 桂枝
D. 辛夷　E. 细辛
17. 治鼻渊头痛常用的药是
A. 薄荷　B. 辛夷　C. 葛根
D. 柴胡　E. 蔓荆子

多项选择题

18. 荆芥的主治病证有
A. 里实热证　B. 疮疡初期兼表证
C. 风疹瘙痒　D. 风寒表证　E. 崩漏便血
19. 细辛主治
A. 阴暑证　B. 少阳证　C. 寒饮咳喘
D. 寒湿带下　E. 小儿惊风

参考答案

最佳选择题：1. B　2. C　3. E　4. B　5. E　6. A　7. D　8. B　9. B　10. D　11. B　12. B　13. A　14. C　15. D　16. D　17. B
多项选择题：18. BCDE　19. AC

第二节　辛凉解表药

功能篇

【薄荷、蔓荆子】

薄荷：宣散风热，清利头目，利咽，透疹，疏肝。

蔓荆子：疏散风热，清利头目，祛风止痛。

【牛蒡子、蝉蜕】

牛蒡子：疏散风热，宣肺利咽，解毒透疹，消肿疗疮。

蝉蜕：疏散风热，透疹止痒，明目退翳，息风止痉。

木贼：疏散风热，明目退翳，止血。

【桑叶、菊花】

桑叶：疏散风热，清肺润燥，平肝明目，凉血止血。

菊花：疏散风热，平肝明目，清热解毒。

【葛根、升麻、柴胡】

葛根：解肌退热，透疹，生津，升阳止泻。

升麻：发表透疹，清热解毒，升举阳气。

柴胡：解表退热，疏肝解郁，升举阳气。

【淡豆豉】

淡豆豉：解表，除烦。

【经典试题——真题再现】

最佳选择题

1. 桑叶除疏散风热外，又能（2015 年 A 型 1 题）
A. 凉血止血　B. 敛肺止咳　C. 利咽透疹
D. 清热解毒　E. 解肌退热

答案：A

配伍选择题

A. 平肝明目　B. 息风止痉　C. 凉血止血
D. 祛风止痛　E. 疏肝透疹
2. 薄荷宣散风热外，又能（2016 年 B 型 41 题）
3. 菊花疏散风热外，又能（2016 年 B 型 42 题）

答案：2. E　3. A

【单 元 测 试】

一、最佳选择题（A 型题）

每题 1 分。题干在前，选项在后。每道题的备选选项中，只有一个最佳答案，多选、错选或不选均不得分。

1. 薄荷不具有的功效是
A. 疏肝　B. 宣散风热　C. 利咽透疹
D. 清利头目　E. 和解少阳
2. 牛蒡子不具有的功效是
A. 宣肺利咽　B. 疏散风热　C. 解毒透疹
D. 疏肝解郁　E. 消肿疗疮
3. 蝉蜕除疏散风热外，又能
A. 疏肝　B. 止痉　C. 解毒
D. 升阳　E. 润肺

4. 既疏散风热，又平肝明目，清肺润肺，凉血止血的药是
A. 桑叶 B. 薄荷 C. 菊花
D. 蝉蜕 E. 牛蒡子
5. 菊花的功效是
A. 疏散风热，清利头目，祛风止痛
B. 发表透疹，清热解毒，升举阳气
C. 解表退热，疏肝解郁，升举阳气
D. 疏散风热，平肝明目，清热解毒
E. 疏散风热，透疹止痒，息风止痉
6. 既能发表解肌，又生津止渴的药是
A. 蔓荆子 B. 桂枝 C. 柴胡
D. 葛根 E. 升麻
7. 柴胡不具有的功效是
A. 解表退热 B. 生津透疹 C. 疏肝解郁
D. 调经止痛 E. 升阳举陷
8. 既疏散风热，清利头目，又能祛风止痛的药是
A. 薄荷 B. 蔓荆子 C. 牛蒡子
D. 桑叶 E. 菊花
9. 除解表外，又能除烦的药是
A. 升麻 B. 淡豆豉 C. 葛根
D. 柴胡 E. 蔓荆子
10. 薄荷除疏散风热外，又能
A. 疏肝 B. 止痉 C. 升阳
D. 润肺 E. 解毒
11. 能疏散风热，透疹止痉，明目开音的是
A. 牛蒡子 B. 菊花 C. 桑叶
D. 薄荷 E. 蝉蜕
12. 生用能解表退热，醋炙能增强疏肝解郁功效的药物是
A. 柴胡 B. 薄荷 C. 香附
D. 青皮 E. 延胡索

二、配伍选择题（B 型题）

每题 1 分。备选答案在前，试题在后。每组若干小题。备选项可重复选用，也可不选用。每组题均对应同一组备选答案，每题只有一个正确答案。

A. 葛根 B. 牛蒡子 C. 桑叶
D. 蝉蜕 E. 柴胡
13. 能清热解毒的药是
14. 能消肿疗疮的药是
A. 发表透疹，清热解毒，升举阳气
B. 疏散风热，平肝明目，清热解毒
C. 解表退热，疏肝解郁，升举阳气
D. 疏散风热，清利头目，祛风止痛
E. 疏散风热，透疹止痒，息风止痉
15. 升麻的功效是
16. 柴胡的功效是

三、多项选择题（X 型题）

每题 1 分，题干在前，备选项在后。每道题备选项中至少有两个正确答案，多选，少选或不选不得分。

17. 桑叶与菊花共有的功效是
A. 疏散风热 B. 清热解毒 C. 平肝明目
D. 凉血止血 E. 清肺润肺
18. 葛根的功效有
A. 透疹 B. 解肌退热 C. 疏肝解郁
D. 升阳止泻 E. 生津
19. 能升举阳气的药物有
A. 薄荷 B. 柴胡 C. 蝉蜕
D. 升麻 E. 葛根
20. 能利咽的药有
A. 蔓荆子 B. 桑叶 C. 薄荷
D. 淡豆豉 E. 牛蒡子
21. 能清热解毒的解表药有
A. 菊花 B. 葛根 C. 薄荷
D. 升麻 E. 牛蒡子
22. 有明目退翳功能的解表药有
A. 木贼 B. 蝉蜕 C. 葛根
D. 薄荷 E. 升麻

参考答案

最佳选择题：1. E 2. D 3. B 4. A 5. D 6. D 7. B 8. B 9. B 10. A 11. E 12. A
配伍选择题：13. B 14. B 15. A 16. C
多项选择题：17. AC 18. ABDE 19. BDE 20. CE 21. ADE 22. AB

主治及用法篇

【薄荷】 宣散风热，清利头目，利咽，透疹，疏肝

主治：宣散风热——风热感冒，温病初起，清利头目、利咽——风热头痛，目赤，咽喉肿

痛；透疹——麻疹不透，风疹瘙痒；疏肝——肝气郁滞，胸闷胁胀

【牛蒡子】 疏散风热，宣肺利咽，解毒透疹，消肿疗疮

主治：外散风热，内解热毒，上宣肺气，下利二便

【桑叶】 疏散风热，清肺润燥，平肝明目，凉血止血

主治：风热、燥热、血热所致诸疾及肝阳眩晕，目赤肿痛、视物昏花

【菊花】 疏散风热，平肝明目，清热解毒

主治：风热、肝热、热毒所致诸疾及肝阴虚的眼目昏花

【葛根】 解肌退热，透疹，生津，升阳止泻

主治：治项背强痛的要药

【柴胡】 解表退热，疏肝解郁，升举阳气

主治：为和解少阳，疏肝解郁调经剂升举阳气要药

【强 化 练 习】

最佳选择题

1. 薄荷不能主治的病证是

A. 风热感冒　B. 咽喉疼痛　C. 表虚自汗

D. 肝郁气滞　E. 麻疹不透

2. 外散风热，内解热毒，上宣肺气，下利二便的药是

A. 桑叶　B. 牛蒡子　C. 薄荷

D. 桑叶　E. 蝉蜕

3. 治项背强痛的要药是

A. 薄荷　B. 辛夷　C. 葛根

D. 柴胡　E. 蔓荆子

4. 善治邪在少阳寒热往来的药物是

A. 葛根　B. 藁本　C. 柴胡

D. 升麻　E. 薄荷

综合分析题

患者，女，30岁，近日出现发热，微恶风，头晕，目赤，咳嗽，舌苔薄黄，脉浮数。适合选用桑叶，菊花。

5. 桑叶与菊花均有的功效是

A. 疏散风热，凉血止血

B. 疏散风热，清热解毒

C. 疏散风热，清肝平肝

D. 疏散风热，利咽消肿

E. 疏散风热，清肺润肺

6. 桑叶与菊花均能主治的病证是

A. 血热出血证　B. 肝阳上亢证

C. 热毒疮痈证　D. 阴虚肺燥证

E. 疹出不透

多项选择题

7. 葛根的主治病证有

A. 项背强痛　B. 外感表证　C. 热病烦渴

D. 湿热泻痢初期　E. 麻疹不透

8. 柴胡的性能特点有

A. 疏散少阳　B. 和解退热　C. 疏肝解郁

D. 升举阳气　E. 调经止痛

9. 柴胡的主治病证有

A. 少阳寒热往来　B. 感冒高热

C. 肝阳上亢　D. 月经不调　E. 肝郁气结

参考答案

最佳选择题：1. C　2. B　3. C　4. C

综合分析题：5. C　6. B

多项选择题：7. ABCDE　8. ABCDE　9. ABDE

第二章　清　热　药

❖ 含义：以清解里热为主要功效的药物，称为清热药。

❖ 分类：

（1）清热泻火药——甘寒，主清泄实热郁火，主治外感热病气分高热证。

（2）清热燥湿药——苦寒，主清热燥湿，主治外感或内伤之湿热火毒诸证。

（3）清热凉血药——苦甘寒，主清热凉血，主治外感热病热入营血之高热神昏谵语，以及火热内生之血热妄行诸证。

（4）清热解毒药——苦寒，主清热解毒，主治外感或内生实热火毒诸证。

（5）清虚热药——苦咸甘寒，主退虚热，除疳热，主治热病后期之阴伤发热，久病伤阴之骨蒸潮热，以及小儿疳热。

❖ 使用注意：

（1）药性寒凉，易伤脾胃，凡脾胃虚弱，食少便溏者慎服。

（2）热病易伤津液，清热燥湿药易化燥伤阴津，故阴虚津伤者慎用。

（3）阴盛格阳，真寒假热之证，尤须明辨，不可妄投。

（4）要中病即止，避免克伐太过，损伤正气。

第一节　清热泻火药

功能篇

【石膏、知母】

石膏：生用——清热泻火，除烦止渴；煅用——收湿敛疮，生肌止血

知母：清热泻火　滋阴润燥

【天花粉、芦根、栀子】

天花粉：清热生津，清肺润燥，消肿排脓

芦根：清热生津，除烦止呕，利尿

栀子：泻火除烦，清热利尿，凉血解毒，消肿止痛

【夏枯草、决明子】

夏枯草：清肝明目，散结消肿

决明子：清肝明目，润肠通便

【竹叶、淡竹叶】

竹叶：清热除烦，生津，利尿

淡竹叶：清热除烦，利尿

【密蒙花、谷精草、青葙子】

密蒙花：清热养肝，明目退翳

谷精草：疏散风热，明目退翳

青葙子：清肝泻火，明目退翳

【经典试题——真题再现】

配伍选择题

A. 疏散风热　B. 散结消肿　C. 润肠通便

D. 利尿通淋　E. 消肿排脓

1. 夏枯草除清肝明目外，又能（2016 年 B 型 43 题）
2. 决明子除清肝明目外，又能（2016 年 B 型 44 题）
3. 谷精草除明目退翳外，又能（2016 年 B 型 45 题）

答案：1. B　2. C　3. A

【单　元　测　试】

一、最佳选择题（A 型题）

每题 1 分。题干在前，选项在后。每道题的备选选项中，只有一个最佳答案，多选、错选或不选均不得分。

1. 石膏具有的功效是

A. 滋阴润燥　B. 除烦止渴　C. 利尿通淋

D. 祛痰排脓　E. 清热消肿

2. 既能清热泻火，又可滋阴润燥的药物是

A. 石膏　B. 竹叶　C. 知母

D. 栀子　E. 夏枯草

3. 栀子不具有的功效是

A. 清热利尿　B. 泻火除烦　C. 凉血解毒

D. 滋阴润燥　E. 消肿止痛

4. 芦根的功效是

A. 泻火除烦，凉血解毒，利尿

B. 清热生津，清肺润燥，明目

C. 清热泻火，生肌敛疮，利尿

D. 清热泻火，滋阴润燥
E. 清热生津，除烦止呕，利尿
5. 竹叶与淡竹叶均有的功效是
A. 清热除烦，利尿　B. 清热除烦，明目
C. 清热除烦，生津　D. 清热除烦，止呕
E. 清热泻火，生肌敛疮
6. 既能清热养肝，又可明目退翳的药物是
A. 石膏　B. 知母　C. 天花粉
D. 夏枯草　E. 密蒙花
7. 既能清肝泻火，又可明目退翳的药物是
A. 天花粉　B. 青葙子　C. 芦根
D. 栀子　E. 竹叶
8. 栀子除清热除烦外，还具有的功效是
A. 安胎　B. 利尿　C. 止咳
D. 明目　E. 退虚热
9. 既能清肝明目，又可散结消肿的药物是
A. 石膏　B. 夏枯草　C. 决明子
D. 知母　E. 木贼

二、配伍选择题（B 型题）

每题 1 分。备选答案在前，试题在后。每组若干小题。备选项可重复选用，也可不选用。每组题均对应同一组备选答案，每题只有一个正确答案。

A. 退热除蒸　B. 清肺润燥　C. 凉血解毒
D. 清热安胎　E. 清肝明目
10. 栀子的功效是
11. 夏枯草的功效是
A. 收敛生肌止血　B. 滋阴润燥
C. 清热燥湿　D. 除烦止呕　E. 凉血止血
12. 石膏除清热泻火外，还具有的功效是
13. 知母除清热泻火外，还具有的功效是
14. 芦根除清热生津外，还具有的功效是

三、多项选择题（X 型题）

每题 1 分，题干在前，备选项在后。每道题备选项中至少有两个正确答案，多选，少选或不选不得分。

15. 天花粉的功效有
A. 清热　B. 利尿　C. 生津
D. 消肿排脓　E. 清肺润燥
16. 栀子与马齿苋均有的功效是
A. 解毒　B. 除烦　C. 排脓
D. 利尿　E. 凉血
17. 能明目的药物有
A. 决明子　B. 密蒙花　C. 谷精草
D. 青葙子　E. 菊花

参考答案

最佳选择题：1. B　2. C　3. D　4. E　5. A　6. E　7. B　8. B　9. B
配伍选择题：10. C　11. E　12. A　13. B　14. D
多项选择题：15. ACDE　16. ADE　17. ABCDE

主治及用法篇

【石膏】　生用——清热泻火，除烦止渴；煅用——收湿敛疮，生肌止血

主治：治气分高热和肺胃实火之要药

【知母】　清热泻火，滋阴润燥

主治：善清上中下三焦之热而滋润，上能清肺润燥，中能清胃生津，下能滋阴降火

【栀子】　泻火除烦，清热利尿，凉血解毒，消肿止痛

用法：生用走气分而泻火，炒黑入血分而止血

【夏枯草】　清肝明目，散结消肿

主治：肝阳眩晕，目珠夜痛及瘰疬肿结之要药

【决明子】　清肝明目，润肠通便

主治：目赤肿痛及目暗不明之要药；热结肠燥便秘之佳品

【经典试题——真题再现】

最佳选择题

上能清肺润喉，中能清胃生津，下能滋阴降火，治疗实热虚热均可选用的是（2015 年 A 型 2 题）
A. 芦根　B. 栀子　C. 知母
D. 石膏　E. 竹叶
答案：C

【强 化 练 习】

最佳选择题

1. 石膏的主治病证不包括
A. 胃火上炎、口舌生疮　B. 肺热咳喘
C. 温病气分证高热　D. 阴虚燥咳
E. 胃火上炎，牙龈肿痛
2. 栀子的主治病证不包括

A. 热病心烦 B. 阴虚燥咳 C. 血热吐血
D. 燥扰不宁 E. 湿热黄疸

3. 生用走气分而泻火，炒黑入血分而止血的药物是
A. 芦根 B. 知母 C. 夏枯草
D. 决明子 E. 栀子

4. 治肝阳眩晕，目珠夜痛及瘰疬肿结之要药是
A. 木贼 E. 天花粉 C. 玄参
D. 夏枯草 E. 决明子

5. 治目赤肿痛并热结肠燥便秘宜选的药物是
A. 谷精草 B 石膏 C. 密蒙花
D. 决明子 E. 木贼

多项选择题

6. 石膏的主治病证有
A. 水火烫伤 B. 胃火牙痛 C. 肺热咳喘
D. 外伤出血 E 温病气分实热证

7. 知母能主治的病证有
A. 肺热燥咳 B 内热消渴 C. 热病烦渴
D. 湿热泻痢 E. 热淋涩痛

8. 栀子的主治病证有
A. 热淋，血淋 B. 热病心烦
C. 湿热黄疸 D. 血热出血
E. 跌打肿痛

9. 决明子的主治病证有
A. 目赤肿痛 B. 瘰疬瘿瘤 C. 热淋涩痛
D. 肠燥便秘 E. 目暗不明

参考答案

最佳选择题：1. D 2. B 3. E 4. D 5. D
多项选择题：6. ABCDE 7. ABC 8. ABCDE 9. ADE

第二节 清热燥湿药

功能篇

【黄芩、黄连、黄柏】

黄芩：清热燥湿，泻火解毒，止血，安胎
黄连：清热燥湿，泻火解毒
黄柏：清热燥湿，泻火解毒，退虚热

【龙胆、苦参】

龙胆：清热燥湿，泻肝胆火
苦参：清热燥湿，杀虫止痒，利尿

【经 典 试 题】

最佳选择题

1. 黄芩的功效不包括
A. 凉血止血 B. 清热燥湿 C. 泻火解毒
D. 安胎 E. 退虚热
答案：E

【单 元 测 试】

一、最佳选择题（A 型题）

每题 1 分。题干在前，选项在后。每道题的备选选项中，只有一个最佳答案，多选、错选或不选均不得分。

1. 黄柏的功效是
A. 清热凉血 B. 止血 C. 明目
D. 止痢 E. 退虚热

2. 龙胆除清热燥湿外，还有的功效是
A. 泻肝胆火 B. 凉血止血 C. 止痢
D. 退虚热 E. 杀虫利尿

3. 苦参不具有的功效是
A. 利尿 B. 止痒 C. 清热燥湿
D. 凉血止血 E. 杀虫

4. 龙胆草的功效是
A. 泻肝火 B. 退虚热 C. 安胎
D. 清心火 E. 养阴清热

二、多项选择题（X 型题）

每题 1 分，题干在前，备选项在后。每道题备选项中至少有两个正确答案，多选，少选或不选不得分。

5. 黄连，黄芩，黄柏均有的功效是
A. 清热 B. 燥湿 C. 解毒
D. 退虚热 E. 泻火

参考答案

最佳选择题：1. E 2. A 3. D 4. A
多项选择题：5. ABCE

主治及用法篇

【黄芩】 清热燥湿，泻火解毒，止血，安胎

主治：偏于上焦肺及大肠，善清肺与大肠之火。解少阳之热

【黄连】 清热燥湿，泻火解毒

主治：作用偏于心及中焦，善清心胃之火，

除中焦湿热

【黄柏】 清热燥湿，泻火解毒，退虚热

主治：作用偏于下焦，善清相火，退虚热，除下焦湿热

【经 典 试 题】

配伍选择题

A. 清泻肝火　　B. 泻肾虚火退虚热

C. 清泻心胃火　　D. 清泄膀胱热

E. 清泻肺火及少阳热

1. 黄芩长于

2. 黄连长于

3. 黄柏长于

多项选择题

4. 黄芩的主治病证有

A. 胎热胎动　B. 暑湿湿温　C. 肺热咳喘

D. 血热吐血　E. 少阳寒热

5. 黄连的主治病证是

A. 湿热泻痢　B. 痈疽肿毒　C. 胃火牙痛

D. 湿热呕吐　E. 肝火犯胃呕吐吞酸

参考答案

配伍选择题：1. E　2. C　3. B

多项选择题：4. ABCDE　5. ABCDE

第三节　清热凉血药

功能篇

【生地黄、玄参】

生地黄：清热凉血，养阴生津，润肠

玄参：清热凉血，滋阴降火，解毒散结，润肠

【牡丹皮、赤芍】

牡丹皮：清热凉血、活血散瘀，退虚热

赤芍：清热凉血，散瘀止痛，清肝火

【紫草、水牛角】

紫草：凉血活血，解毒透疹

水牛角：清热凉血，泻火解毒，定惊

【经典试题——真题再现】

最佳选择题

1. 某医师治疗温病血热毒盛之斑疹紫黑喜用紫草，此因紫草除凉血活血外，又能（2016 年 A 型 2 题）

A. 滋阴　B. 明目　C. 解毒透疹

D. 散结消肿　E. 通络止痛

答案：C

【单 元 测 试】

一、最佳选择题（A 型题）

每题 1 分。题干在前，选项在后。每道题的备选选项中，只有一个最佳答案，多选、错选或不选均不得分。

1. 能清热凉血，养阴生津，润肠的药物是

A. 知母　B. 生地黄　C. 天花粉

D. 牡丹皮　E. 芦根

2. 玄参的功效是

A. 退虚热　B. 清肝火　C. 解毒散结

D. 泻火定惊　E. 凉血止血

3. 既能凉血散瘀，又可清肝火的药物是

A. 水牛角　B. 生地黄　C. 赤芍

D. 牡丹皮　E. 玄参

4. 除凉血活血外，牡丹皮还能

A. 解毒泻火定惊　B. 养阴生津

C. 退虚热　D. 清肝泻火　E. 解毒透疹

5. 水牛角除清热凉血外，还具有的功效是

A. 活血散瘀　B. 解毒透疹

C. 解毒散结　D. 止血生津

E. 泻火解毒定惊

6. 生地黄与玄参除清热凉血外，还均有的功效是

A. 滋阴润肠　B. 止血生津　C. 活血化瘀

D. 息风定惊　E. 解毒散结

二、配伍选择题（B 型题）

每题 1 分。备选答案在前，试题在后。每组若干小题。备选项可重复选用，也可不选用。每组题均对应同一组备选答案，每题只有一个正确答案。

A. 养阴生津　B. 祛瘀止痛　C. 活血化瘀

D. 解毒泻火定惊　E. 滋阴降火，解毒散结

7. 除清热凉血外，生地黄还能

8. 除清热凉血外，玄参还能

参考答案

最佳选择题：1. B　2. C　3. C　4. C　5. E　6. A

配伍选择题：7. A　8. E

主治及用法篇

【牡丹皮】 清热凉血、活血散瘀，退虚热

主治：有凉血而不留瘀，活血而不动血之特点，善于治疗无汗之骨蒸

【生地黄】 清热凉血，养阴生津，润肠

主治：清热凉血——温病热入营血证及血热吐血、衄血、尿血、崩漏下血；养阴生津——热病后期伤阴、阴虚发热、内热消渴；润肠——阴虚肠燥便秘

【强 化 练 习】

最佳选择题

1. 善治无汗骨蒸的药物是

A. 赤芍 B. 紫草 C. 水牛角

D. 牡丹皮 E. 玄参

2. 生地黄的主治病证不包括

A. 阴虚肠燥便秘 B. 瘰疬痰核

C. 血热吐血 D. 阴虚发热

E. 温病营血分证

参考答案

最佳选择题：1. D 2. B

第四节 清热解毒药

功能篇

【金银花、连翘】

金银花：清热解毒，疏散风热

连翘：清热解毒，疏散风热，消肿散结，利尿

【蒲公英、鱼腥草、败酱草】

蒲公英：清热解毒，消痈散结，利湿通淋

鱼腥草：清热解毒，排脓消痈，利尿通淋

败酱草：清热解毒，消痈排脓，祛瘀止痛

【大青叶、青黛】

大青叶：清热解毒，凉血消斑，利咽消肿

青黛：清热解毒，凉血消斑，定惊

【板蓝根、山豆根、射干、马勃】

板蓝根：清热解毒，凉血，利咽

山豆根：清热解毒，消肿利咽

射干：清热解毒，祛痰利咽，散结消肿

马勃：清肺，解毒，利咽，止血

【熊胆、牛黄、重楼】

熊胆：清热解毒，明目，止痉

牛黄：清热解毒，息风止痉，化痰开窍

重楼：清热解毒，息风定惊，消肿止痛

【白头翁、紫花地丁、马齿苋】

白头翁：清热解毒，凉血止痢

紫花地丁：清热解毒，凉血消肿

马齿苋：清热解毒，凉血止血，通淋

【秦皮、穿心莲、白鲜皮、鸦胆子】

秦皮：清热解毒，燥湿止带，清肝明目

穿心莲：清热解毒，燥湿

白鲜皮：清热解毒，祛风燥湿，止痒

鸦胆子：清热解毒，燥湿杀虫，止痢截疟，腐蚀赘疣

【土茯苓、白花蛇舌草、垂盆草】

土茯苓：清热解毒，利湿，通利关节

白花蛇舌草：清热解毒，利湿，消痈

垂盆草：清热解毒，利湿退黄

【野菊花、木蝴蝶】

野菊花：清热解毒，疏风平肝

木蝴蝶：清热利咽，疏肝和胃

【金荞麦、半枝莲、半边莲】

金荞麦：清热解毒，散瘀止痛，祛痰排脓

半枝莲：清热解毒，散瘀止血，利水消肿

半边莲：清热解毒，利水消肿

【大血藤】

大血藤：清热解毒，活血止痛，祛风通络

【经典试题——真题再现】

配伍选择题

A. 散风 B. 凉血 C. 祛痰

D. 疏肝 E. 敛肺

1. 射干除了清热利咽，还可（2015 年 B 型 41 题）

2. 木蝴蝶除了清热解毒外，还可（2015 年 B 型 42 题）

3. 板蓝根除了清热解毒外，还可（2015 年 B 型 43 题）

答案：1. C 2. D 3. B

A. 疏风平肝 B. 通利关节 C. 燥湿止带

D. 解暑，截疟 E. 明目，止痉

4. 野菊花除清热解毒外，又能（2016 年 B 型 46 题）

5. 熊胆除清热解毒外，又能（2016 年 B 型 47 题）

6. 秦皮除清热解毒外，又能（2016 年 B 型 48 题）

答案： 4. A 5. E 6. C

【强 化 练 习】

最佳选择题

1. 金银花与连翘均有的功效是
A. 清热解毒，消痈排脓
B. 清热解毒，消肿散结
C. 清热解毒，疏散风热
D. 清热解毒，祛痰利咽
E. 清热解毒，凉血止血

2. 既能清热解毒，又能凉血消斑，利咽消肿的药物是
A. 大青叶 B. 牛蒡子 C. 板蓝根
D. 射干 E. 蝉蜕

3. 大青叶，板蓝根，青黛的均有的功效是
A. 清热解毒，活血止痛 B. 清热解毒，燥湿
C. 清热解毒，凉血 D. 清热解毒，止痢
E. 清热解毒，利水消肿

4. 能清热解毒，燥湿，不论有无表证皆可选用的药物是
A. 玄参 B. 连翘 C. 穿心莲
D. 夏枯草 E. 射干

5. 半边莲，半枝莲除清热解毒外，还均有的功效是
A. 散瘀止血 B. 利水消肿 C. 凉血止痢
D. 杀虫止痒 E. 燥湿止带

6. 山豆根的功效是
A. 清热解毒，消肿利咽
B. 清热解毒，利水消肿
C. 清热解毒，凉血止痢
D. 清热解毒，祛风止痒
E. 清热解毒，燥湿

7. 马齿苋不具有的功效是
A. 利尿通淋 B. 清热解毒 C. 凉血
D. 利咽消瘢 E. 止血

8. 白花蛇舌草不具有的功效是
A. 清热解毒 B. 消痈 C. 利湿
D. 抗癌 E. 活血

9. 紫花地丁的功效是
A. 清热解毒，凉血止血
B. 清热解毒，凉血利咽
C. 清热解毒，凉血止痢
D. 清热解毒，凉血消肿
E. 清热解毒，凉血消斑

10. 垂盆草的功效是
A. 清热解毒，凉血止痢
B. 清热理解，利湿退黄
C. 清热解毒，排脓消痈
D. 清热解毒，燥湿止带
E. 清热解毒，息风定惊

11. 马勃除解毒利咽外，还具有的功效是
A. 止血 B. 定惊 C. 祛痰
D. 清胃热 E. 疏肝和胃

12. 秦皮不具有的功效是
A. 清肝明目 B. 清热解毒 C. 止痢
D. 祛风杀虫 E. 燥湿止带

13. 既能清热解毒，又能祛痰排脓，散瘀止痛的药物是
A. 秦皮 B. 紫花地丁 C. 金荞麦
D. 垂盆草 E. 熊胆

14. 连翘不具有的功效是
A. 清热解毒 B. 杀虫止痒 C. 疏散风热
D. 消肿散结 E. 利尿

15. 大青叶与板蓝根除清热解毒外，还均有的功效是
A. 凉血利咽 B. 化痰开窍 C. 息风定惊
D. 疏散风热 E. 消痈排脓

16. 青黛除清热解毒外，还具有的功效是
A. 凉血消斑 B. 祛痰利咽 C. 消肿止痛
D. 化痰开窍 E. 清肝明目

17. 穿心莲与秦皮均有的功效是
A. 燥湿 B. 明目 C. 凉血利咽
D. 息风止痉 E. 散瘀

配伍选择题

A. 清热解毒，排脓消痈
B. 清热解毒，祛风燥湿
C. 清热解毒，凉血止痢
D. 清热解毒，祛痰利咽
E. 清热解毒，活血止痛

18. 鱼腥草的功效是
19. 白头翁的功效是

A. 祛痰利咽　B. 凉血消斑　C. 化痰开窍
D. 消肿止痛　E. 清肝明目
20. 牛黄除清热解毒外，还具有的功效是
21. 重楼除清热解毒外，还具有的功效是
A. 清热解毒，祛痰利咽
B. 清热解毒，排脓消痈
C. 清热解毒，凉血止痢
D. 清热解毒，祛风燥湿
E. 清热解毒，舌血止痛
22. 大血藤的功效是
23. 白鲜皮的功效是
A. 腐蚀赘疣　B. 通利关节　C. 清肝明目
D. 利水消肿　E. 利湿抗癌
24. 鸦胆子的功效是
25. 土茯苓的功效是
A. 金荞麦　B. 紫花地丁　C. 秦皮
D. 熊胆　E. 垂盆草
26. 既能清热解毒，又能凉血消肿的药物是
27. 既能清热解毒，又能利湿退黄的药物是
A. 利尿通淋　B. 凉血利咽　C. 杀虫止痒
D. 清肝明目　E. 活血止痛
28. 马齿苋的功效是
29. 鱼腥草的功效是

参考答案

最佳选择题：1. C　2. A　3. C　4. C　5. B　6. A　7. D　8. E　9. D　10. B　11. A　12. D　13. C　14. B　15. A　16. A　17. A

配伍选择题：18. A　19. C　20. C　21. D　22. E　23. D　24. A　25. B　26. B　27. E　28. A　29. A

主治及用法篇

【金银花】　清热解毒，疏散风热

主治：清热解毒——痈疮疖肿、肠痈、肺痈及热毒泻痢；疏散风热——外感病毒、风热表证

【连翘】　清热解毒，疏散风热，消肿散结，利尿

主治：消肿散结——“疮家圣药”

【蒲公英】　清热解毒，消痈散结，利湿通淋

主治：善治乳痈

【鱼腥草】　清热解毒，排脓消痈，利尿通淋

主治：善治肺痈

【射干】　清热解毒，祛痰利咽，散结消肿

主治：善治热结痰盛者

【白头翁】　清热解毒，凉血止痢

主治：善治热毒血痢。也可治阿米巴痢疾

【败酱草】　清热解毒，消痈排脓，祛瘀止痛

主治：善治肠痈

【土茯苓】　清热解毒，利湿，通利关节

主治：为治梅毒或因梅毒服汞剂而致肢体拘挛之要药

【经典试题——真题再现】

综合分析题

某男，20岁，因饮食不洁导致痢疾，症见大便脓血里急后重，发热腹痛，舌淡红，苔黄腻，脉滑数。医师诊为大肠湿热，处方为黄连、木香，水煎服

1. 医师在方中选用黄连是因其除湿热燥湿外，又能（2015年C型104题）
A. 凉血活血　B. 收敛止泻　C. 泻下通便
D. 渗湿止泻　E. 泻火解毒
答案：E

2. 方中黄连配伍木香除清热燥湿外，又能（2015年C型105题）
A. 理气止痛　B. 缓急止痛　C. 涩肠止痢
D. 活血止痛　E. 杀虫止痢
答案：A

3. 为增强上方止痢之效，拟在方中加用清热解毒，凉血止痢之品，宜选用（2015年C型106题）
A. 龙胆　B. 熊胆　C. 紫草
D. 白鲜皮　E. 白头翁
答案：E

最佳选择题

1. 素有“疮家圣药”之称的是
A. 牡丹皮　B. 夏枯草　C. 连翘
D. 生地黄　E. 穿心莲
答案：C

2. 善治乳痈肿痛的药物是
A. 败酱草　B. 白头翁　C. 紫花地丁
D. 芦根　E. 蒲公英
答案：E

3. 能清热解毒，排脓消痈，为治肺痈的要药的是

A. 青黛　B. 鱼腥草　C. 大青叶
D. 大血藤　E. 连翘
答案：B
4. 尤宜于热结痰盛之咽喉肿痛的药物是
A. 败酱草　B. 大血藤　C. 薄荷
D. 蝉蜕　E. 射干
答案：E
5. 能解毒凉血止痢，为治热毒血痢的要药是
A. 苦参　B. 板蓝根　C. 半枝莲
D. 白头翁　E. 鱼腥草
答案：D
6. 尤善治肠痈的药物是
A. 败酱草　B. 薄荷　C. 青黛
D. 射干　E. 蝉蜕
答案：A
7. 为治梅毒或因梅毒服汞剂而致肢体拘挛的要药是
A. 重楼　B. 半枝莲　C. 白鲜皮
D. 土茯苓　E. 穿心莲
答案：D
多项选择题
8. 金银花的主治病证是
A. 风热表证　B. 疮痈肿痛　C. 温病初起
D. 内热消渴　E. 热毒泻痢
答案：ABCE

第五节　清虚热药

功能篇

【青蒿、地骨皮、白薇】

青蒿：退虚热，凉血，解毒，截疟

地骨皮：退虚热，凉血，清肺降火，生津

白薇：退虚热，凉血清热，利尿通淋，解毒疗疮

【胡黄连、银柴胡】

胡黄连：退虚热，除疳热，清湿热，解热毒

银柴胡：退虚热，清疳热

【单元测试】

一、最佳选择题（A 型题）

每题 1 分。题干在前，选项在后。每道题的备选选项中，只有一个最佳答案，多选、错选或不选均不得分。

1. 青蒿，地骨皮，白薇除退虚热外，还均有的功效是
A. 生津　B. 解暑　C. 截疟
D. 利尿　E. 凉血
2. 胡黄连不具有的功效是
A. 除疳热　B. 退虚热　C. 清湿热
D. 生津　E. 解热毒
3. 银柴胡的功效是
A. 和解退热，疏肝　B. 退虚热，清疳热
C. 解表退热，升阳　D. 养阴清热，解暑
E. 发表解肌，透疹
4. 能退虚热，凉血清热，利尿通淋，解毒疗疮的药物是
A. 青蒿　B. 地骨皮　C. 白薇
D. 胡黄连　E. 连翘
5. 胡黄连除退虚热，除骨蒸外，还能
A. 解暑截疟　B. 利尿通淋　C. 清肺生津
D. 利咽消肿　E. 清湿热解热毒

二、配伍选择题（B 型题）

每题 1 分。备选答案在前，试题在后。每组若干小题。备选项可重复选用，也可不选用。每组题均对应同一组备选答案，每题只有一个正确答案。

A. 解毒截疟　B. 利尿通淋　C. 清肺生津
D. 利咽消肿　E. 清湿热解热毒
6. 地骨皮除退虚热，凉血外，还能
7. 白薇除退虚热，凉血外，还能
8. 青蒿除退虚热，凉血外，还能

三、多项选择题（X 型题）

每题 1 分，题干在前，备选项在后。每道题备选项中至少有两个正确答案，多选，少选或不选不得分。

9. 青蒿的功效是
A. 退虚热　B. 截疟　C. 解暑
D. 生津　E. 凉血
10. 可退虚热的药物有
A. 地骨皮　B. 黄柏　C. 牡丹皮
D. 胡黄连　E. 知母
11. 地骨皮的功效是
A. 生津　B. 凉血　C. 截疟

D. 退虚热　E. 清肺降火

参考答案

最佳选择题：1. E　2. D　3. B　4. C　5. E

配伍选择题：6. C　7. B　8. A

多项选择题：9. ABCE　10. ABCDE　11. ABDE

主治及用法篇

【青蒿】 退虚热，凉血，解毒，截疟

【胡黄连】 退虚热，除疳热，清湿热，解热毒

【经典试题——真题再现】

配伍选择题

A. 湿热泻痢　B. 肺热咳嗽　C. 疟疾寒热

D. 肝火目赤　E. 内热消渴

1. 青蒿的主治病证是（2015 年 B 型 44 题）

2. 胡黄连的主治病证是（2015 年 B 型 45 题）

答案：1. C　2. A

【强 化 练 习】

最佳选择题

1. 青蒿的主治病证不包括

A. 阴虚发热　B. 脾虚肠滑　C. 吐血衄血

D. 疟疾寒热　E. 暑热外感

2. 青蒿善治

A. 丹毒　B. 疟疾　C. 目疾

D. 梅毒　E. 疳积发热

3. 胡黄连善治

A. 疟疾　B. 丹毒　C. 目疾

D. 疳积发热　E. 梅毒

参考答案

最佳选择题：1. B　2. B　3. D

第三章　泻　下　药

❖ 含义：能引起腹泻或滑润大肠，促进排便的药物，称为泻下药。

❖ 分类：

（1）攻下药——苦寒，既能通便，又能泻火，且通便力较强，主治实热积滞，大便秘结或燥屎坚结。

（2）润下药——富含油脂，能润燥滑肠，使大便软化，易于排出，药力最缓，多用于年老，体弱，久病，妇女胎前产后，以及月经期便秘者。

（3）峻下逐水药——苦寒，泻下作用峻猛，能引起剧烈腹泻，使体内潴留的水液从大便排除，部分还兼利尿。主治水肿，鼓胀，胸邪停饮及痰饮喘满。

❖ 使用注意：

（1）里实兼有表邪者，当先解表而后攻里，必要时攻下药与解表药同用，表里双解，以免表邪内陷。

（2）里实而正虚者，应与补虚药同用，攻补兼施，使攻下而不伤正。

（3）泻下作用峻猛的药物，易伤正气及脾胃，故久病体弱，脾胃虚弱者当慎用。

（4）妇女胎前产后及月经期应慎用或忌用

（5）应用作用较强的泻下药时，当中病即止，慎勿过剂，以免损伤胃气。

第一节　攻　下　药

功能篇

【大黄、芒硝】

大黄：泻下攻积，清热泻火，解毒止血，活血祛瘀

芒硝：泻下，软坚，清热，回乳（外用）

【芦荟、番泻叶】

芦荟：泻下，清肝，杀虫

番泻叶：泻热通便，消积健胃

第二节　润　下　药

功能篇

【火麻仁、郁李仁】

火麻仁：润肠通便，补虚

郁李仁：润肠通便，利水消肿

【经典试题——真题再现】

配伍选择题

A. 下乳　B. 补虚　C. 清肺化痰

D. 凉血止血　E. 燥湿化痰

火麻仁除润肠通便外，又能（2016 年 B 型 61 题）

答案：B

第三节　峻下逐水药

【甘遂、京大戟、红大戟】

甘遂：泻水逐饮，消肿散结

京大戟：泻水逐饮，消肿散结

红大戟：泻水逐饮，消肿散结

【牵牛子、芫花】

牵牛子：泻下，逐水，去积，杀虫

芫花：泻水逐饮，祛痰止咳，杀虫疗疮

【巴豆】

泻下冷积，逐水退肿，祛痰利咽，蚀疮去腐

【千金子】

泻水逐饮，破血消癥

【经典试题——真题再现】

多项选择题

1. 京大乾和红大乾的共有功效是（2015 年 X 型 111 题）

A. 峻下冷积　B. 泻水逐饮　C. 消肿散结

D. 祛痰利咽　E. 破血消癥

答案：BC

【单　元　测　试】

一、最佳选择题（A 型题）

每题 1 分。题干在前，选项在后。每道题

的备选选项中，只有一个最佳答案，多选、错选或不选均不得分。

1. 番泻叶的功效是
A. 泻下软坚，清肝杀虫
B. 泻热通便，消积健胃
C. 泻下通便，清热泻火
D. 泻下通便，活血化瘀
E. 泻下通便，清热回乳

2. 性热有大毒，能泻下冷积，逐水退肿，祛痰利咽，蚀疮去腐的药物
A. 巴豆　B. 芦荟　C. 芫花
D. 千金子　E. 番泻叶

3. 性寒，能泻下逐水，去积杀虫的药物是
A. 牵牛子　B. 大黄　C. 甘遂
D. 芫花　E. 千金子

4. 芒硝的功效是
A. 泻下软坚，清热回乳
B. 泻热通便，清肝杀虫
C. 泻下通便，活血化瘀
D. 泻下通便，散结消肿
E. 泻下通便，消积利水

5. 芦荟的功效是
A. 泻下软坚，活血化瘀
B. 泻热通便，利水消肿
C. 泻下通便，凉血解毒
D. 泻下通便，清热回乳
E. 泻下通便，清肝杀虫

6. 能润肠通便，略兼补虚的药物是
A. 大黄　B. 芒硝　C. 番泻叶
D. 火麻仁　E. 芦荟

7. 能润肠通便，利水消肿的药物是
A. 香薷　B. 郁李仁　C. 麻黄
D. 火麻仁　E. 决明子

二、配伍选择题（B 型题）

每题 1 分。备选答案在前，试题在后。每组若干小题。备选项可重复选用，也可不选用。每组题均对应同一组备选答案，每题只有一个正确答案。

A. 甘遂　B. 大黄　C. 芫花
D. 巴豆　E. 千金子

8. 能活血祛瘀的药物是
9. 能清热泻火的药物是
10. 能解毒止血的药物是

A. 大黄　B. 牵牛子　C. 芫花
D. 甘遂　E. 千金子

11. 性温，能泻水逐饮，杀虫疗疮的药物是
12. 性温，泻下逐水，破血消癥的药物是

三、多项选择题（X 型题）

每题 1 分，题干在前，备选项在后。每道题备选项中至少有两个正确答案，多选，少选或不选不得分。

13. 具有润肠通便作用的药物是
A. 决明子　B. 玄参　C. 火麻仁
D. 郁李仁　E. 生地黄

14. 甘遂、京大戟、红大戟均有的功效是
A. 消肿散结　B. 杀虫疗疮　C. 泻水逐饮
D. 破血消癥　E. 祛痰止咳

15. 大黄的功效是
A. 清热泻火　B. 泻下攻积　C. 凉血解毒
D. 燥湿行气　E. 活血化瘀

参考答案

最佳选择题：1. B　2. A　3. A　4. A　5. E　6. D　7. B

配伍选择题：8. B　9. B　10. B　11. C　12. E

多项选择题：13. ABCDE　14. AC　15. ABCE

主治及用法篇

【芦荟】　泻下，清肝，杀虫

主治：热秘，肝火及小儿热惊，热苷之良药

【巴豆】　泻下冷积，逐水退肿，祛痰利咽，蚀疮去腐

主治：泻下冷积——寒积便秘，腹满胀痛，小儿痰食积滞，逐水退肿——大腹水肿；祛痰利咽——寒实结胸，喉痹痰阻；蚀疮去腐——痈肿脓成未溃，恶疮烂肉，疥癣

【经典试题——真题再现】

最佳选择题

1. 某年，40 岁，患热结便秘，兼肝经实火，宜选用的药是（2015 年 A 型 3 题）
A. 龙胆　B. 芦荟　C. 芒硝
D. 番泻叶　E. 青葙子

答案：B

2. 巴豆的主治病证不包括（2016 年 A 型 3 题）
A. 瘰疬痰核　B. 大腹水肿　C. 寒积便秘
D. 小儿痰食积滞　E. 痈疽脓成未溃

答案：A

第四章　祛风湿药

❖ **含义：**祛除风湿，解除痹痛为主要功效的药物，称为祛风湿药。

❖ **功能主治：**辛散苦燥，具有祛除肌表，经络风湿作用，主要适用于风湿痹痛，筋脉拘挛，麻木不仁，腰膝酸痛，下肢痿弱，或热痹关节红肿。

❖ **使用注意：**

（1）多属慢性疾患，需较长时间治疗，为服用方便，本类药可制成酒剂或丸散剂常服。

（2）本类药中的部分药物辛温香燥，易耗伤阴血，故阴亏血虚者应慎用。

功能篇

【羌活、独活、防己】

羌活：解表散寒，祛风胜湿，止痛（辛温解表药）

独活：祛风湿，止痛，解表

防己：祛风湿，止痛，利水

【威灵仙、豨莶草、臭梧桐、海风藤、青风藤】

威灵仙：祛风湿，通经络，消痰水，治骨鲠

豨莶草：祛风湿，通经络，清热解毒，降血压

臭梧桐：祛风湿，通经络，降血压

海风藤：祛风湿，通经络

青风藤：祛风湿，通经络，利小便

【秦艽】

祛风湿，舒筋络，清虚热，利湿退黄

【徐长卿】

祛风止痛，活血通络，止痒，解蛇毒

【木瓜、路路通】

木瓜：舒筋活络，化湿和中，生津开胃

路路通：祛风活络，利水，通经下乳，止痒

【桑寄生、五加皮、香加皮、千年健、鹿衔草】

桑寄生：祛风湿，补肝肾，强筋骨，安胎

五加皮：祛风湿，补肝肾，强筋骨，利水

香加皮：祛风湿，强筋骨，利水消肿

千年健：祛风湿，强筋骨

鹿衔草：祛风湿，强筋骨，调经止血，补肺止咳

【蕲蛇、乌梢蛇】

蕲蛇：祛风通络，定惊止痉

乌梢蛇：祛风通路，定惊止痉

【络石藤、丝瓜络、桑枝】

络石藤：祛风通络，凉血消肿

丝瓜络：祛风通络，化痰解毒

桑枝：祛风通络、利水

【川乌、雷公藤、伸筋草、穿山龙】

川乌：祛风除湿，散寒止痛

雷公藤：祛风除湿，活血通络，消肿止痛，杀虫解毒

伸筋草：祛风除湿，舒筋活络

穿山龙：祛风除湿，活血通络，化痰止咳

【经典试题——真题再现】

最佳选择题

1. 某男，70岁，患风湿痹痛10年，去年突患中风，出现半身不遂、口眼㖞斜，经中医诊治。医师在处方时重用蕲蛇，因此蕲蛇除祛风通络外，又能（2016年A型4题）

A. 凉血消肿　B. 定惊止痉　C. 利水消肿
D. 解毒杀虫　E. 活血消肿

答案：B

【单 元 测 试】

一、最佳选择题（A型题）

每题1分。题干在前，选项在后。每道题的备选选项中，只有一个最佳答案，多选、错选或不选均不得分。

1. 性温，既能祛风湿，又能解表，止痛的药物是

A. 防己　B. 独活　C. 雷公藤
D. 秦艽　E. 豨莶草

2. 威灵仙不具有的功效是

A. 治骨鲠　B. 祛风湿　C. 通经络

D. 清虚热 E. 消痰水

3. 秦艽不具有的功效是

A. 利湿退黄 B. 祛风湿 C. 舒筋络

D. 清虚热 E. 消痰水

4. 徐长卿不具有的功效是

A. 解蛇毒 B. 祛风止痛 C. 活血通络

D. 生津开胃 E. 止痒

5. 路路通不具有的功效是

A. 祛风通络 B. 杀虫 C. 止痒

D. 通经下乳 E. 利水

6. 既能祛风除湿，又能活血通络，化痰止咳的药物是

A. 络石藤 B. 香加皮 C. 桑寄生

D. 穿山龙 E. 丝瓜络

7. 雷公藤不具有的功效是

A. 消肿止痛 B. 祛风除湿 C. 活血通络

D. 杀虫解毒 E. 降血压

8. 既能祛风除湿，又能舒筋通络的药物是

A. 桑寄生 B. 伸筋草 C. 五加皮

D. 千年健 E. 鹿衔草

9. 五加皮不具有的功效是

A. 祛风湿 B. 补肝肾 C. 利水

D. 强筋骨 E. 安胎

10. 豨签草不具有的功效是

A. 利水消肿 B. 祛风湿 C. 降血压

D. 清热解毒 E. 通经络

11. 性苦寒，能祛风湿止痛，利水的药物是

A. 防己 B. 独活 C. 秦艽

D. 川乌 E. 威灵仙

12. 既能舒筋活络，又可化湿和胃，生津开胃的药物是

A. 豨签草 B. 木瓜 C. 川乌

D. 秦艽 E. 徐长卿

13. 桑寄生不具有的功效是

A. 祛风湿 B. 补肺止血 C. 强筋骨

D. 补肝肾 E. 安胎

14. 能祛风通络的药物组是

A. 桑枝、络石藤、海风藤

B. 鹿衔草、独活、徐长卿

C. 威灵仙、雷公藤、川乌

D. 防己、川乌、香加皮

E. 桑寄生、五加皮、千年健

15. 青风藤除祛风通络外，还能

A. 降血压 B. 凉血消肿 C. 生津开胃

D. 利小便 E. 化痰解毒

二、配伍选择题（B 型题）

每题 1 分。备选答案在前，试题在后。每组若干小题。备选项可重复选用，也可不选用。每组题均对应同一组备选答案，每题只有一个正确答案。

A. 生津开胃 B. 降血压 C. 凉血消肿

D. 利小便 E. 化痰解毒

16. 络石藤祛风通络外，还能

17. 丝瓜络除祛风通络外，还能

A. 祛风湿，强筋骨

B. 祛风湿，强筋骨，调经止血，补肺止咳

C. 祛风除湿，散寒止痛

D. 祛风通络，定惊止痉

E. 祛风湿，止痛，利水

18. 千年健的功效是

19. 鹿衔草的功效是

20. 川乌的功效是

A. 祛风湿，通经络，降血压

B. 祛风湿，强筋骨，利水消肿

C. 祛风湿，活血通络，解毒

D. 祛风湿，强筋骨，安胎

E. 祛风通络，定惊止痉

21. 豨签草，臭梧桐均有的功效是

22. 五加皮，香加皮均有的功效是

23. 蕲蛇，乌梢蛇均有的功效是

三、多项选择题（X 型题）

每题 1 分，题干在前，备选项在后。每道题备选项中至少有两个正确答案，多选，少选或不选不得分。

24. 桑寄生、五加皮均有的功效是

A. 祛风湿 B. 安胎 C. 强筋骨

D. 利水消肿 E. 补肝肾

25. 具有祛风湿，通经络的药物有

A. 青风藤 B. 豨签草 C. 臭梧桐

D. 川乌 E. 海风藤

参考答案

最佳选择题：1. B 2. D 3. E 4. D 5. B 6. D 7. E 8. B 9. E 10. A 11. A 12. B 13. B

14. A　15. D
配伍选择题：16. C　17. E　18. A　19. B　20. C　21. A　22. B　23. E
多项选择题：24. ACE　25. ABCE

主治及用法篇

【独活】　祛风湿，止痛，解表
　　主治：善于治疗少阴伏风头痛及下半身风寒湿痹

【防己】　祛风湿，止痛，利水
　　主治：善治风湿热痹及水肿兼热者

【桑寄生】　祛风湿，补肝肾，强筋骨，安胎
　　主治：肝肾亏虚之腰膝酸软及胎漏，胎动之佳品

【五加皮】　祛风湿，补肝肾，强筋骨，利水
　　主治：风寒湿痹，筋骨软弱或四肢拘挛之要药；治水肿，脚气浮肿

【威灵仙】　祛风湿，通经络，消痰水，治骨鲠
　　主治：痹痛拘挛麻木之要药；治诸骨鲠喉及痰饮积聚

【木瓜】　舒筋活络，化湿和中，生津开胃
　　主治：善治痹证酸重拘挛麻木，脚气肿痛，吐泻转筋及消化不良

【川乌】　祛风除湿，散寒止痛
　　主治：本品力强毒大，风寒湿或寒湿所致诸痛皆可用，重症者尤宜

【徐长卿】　祛风止痛，活血通络，止痒，解蛇毒
　　主治：止痛力强，善治痹证痛重及内外伤诸痛；治风湿疹痒，毒蛇咬伤

【雷公藤】　祛风除湿，活血通络，消肿止痛，杀虫解毒
　　主治：风湿顽癖，疮肿麻风及顽癣

【经典试题——真题再现】

最佳选择题

1. 木瓜的主治病证是（2015 年 A 型 4 题）
A. 湿疹瘙痒　B. 吐泻转筋　C. 胃阴虚证
D. 风湿热并　E. 跌打损伤

答案：B

配伍选择题

A. 青风藤　B. 臭梧桐　C. 雷公藤
D. 防己　E. 五加皮

2. 性寒，善治风湿热痹的药物是（2015 年 B 型 46 题）
3. 性温，善治肝肾不足腰膝酸软的是（2015 年 B 型 47 题）
4. 性凉，善治风湿顽痹，腰带疮，麻风的是（2015 年 B 型 48 题）

答案：2. D　3. E　4. C

A. 萆薢　B. 桑枝　C. 防己
D. 徐长卿　E. 海金沙

5. 某女，35 岁，久居湿热环境，患风湿热痹与脚气浮肿，宜选用的药是（2016 年 B 型 49 题）
6. 某男，40 岁，患风湿痹痛 5 年，近日又被毒蛇咬伤，宜选用的药是（2016 年 B 型 50 题）

答案：5. C　6. D

A. 龙胆　B. 苦参　C. 竹叶
D. 苎麻根　E. 桑寄生

7. 某女，38 岁，素体虚弱，妊娠后突发胎漏，胎动不安，腰膝酸软。证属肝肾亏虚宜选用的药物是（2016 年 B 型 54 题）

答案：E

【强化练习】

最佳选择题

1. 尤善治少阴伏风及下半身风寒湿痹的药物是
A. 威灵仙　B. 乌梢蛇　C. 海风藤
D. 伸筋草　E. 独活

2. 威灵仙的主治病证不包括
A. 风寒湿痹　B. 阴虚内热　C. 瘫痪麻木
D. 诸骨鲠喉　E. 痰饮积聚

3. 善治吐泻转筋及消化不良的药物是
A. 豨莶草　B. 臭梧桐　C. 秦艽
D. 木瓜　E. 防己

4. 辛热大毒，尤善治风寒湿或寒湿所致诸痛的药物是
A. 雷公藤　B. 防己　C. 川乌
D. 秦艽　E. 豨莶草

配伍选择题

A. 既祛风湿通经络，又降血压
B. 既祛风寒湿，又能强腰膝
C. 增强化湿和中，解暑发表功效
D. 既燥湿行气，又消食健脾
E. 增强散风寒湿止痛的功效

5. 独活配羌活的功效是
6. 独活配桑寄生的功效是
A. 上半身风湿痹证 B. 下半身风湿痹证
C. 痉挛抽搐 D. 吐泻转筋 E. 诸骨鲠喉
7. 独活善治的病证是
8. 羌活善治的病证是
A. 臭梧桐 B. 青风藤 C. 雷公藤
D. 防己 E. 五加皮
9. 性寒，善治风湿热痹的药是
10. 性凉，善治风湿顽痹，腰带疮及麻风的药是

多项选择题

11. 独活的主治病证有
A. 少阴头痛 B. 风寒湿痹 C. 表证夹湿
D. 湿热黄疸 E. 腰膝酸痛
12. 桑寄生的主治病证有
A. 腰膝酸痛 B. 肝肾虚损 C. 胎动不安
D. 风湿痹证 E. 吐血转筋
13. 五加皮的主治病证有
A. 四肢拘挛 B. 风湿痹痛 C. 小儿行迟
D. 脚气浮肿 E. 水肿
14. 木瓜的主治病证有
A. 风湿痹痛 B. 少阴头痛 C. 吐泻转筋
D. 湿热黄疸 E. 筋脉拘挛

参考答案

最佳选择题：1. E 2. B 3. D 4. C
配伍选择题：5. E 6. B 7. B 8. A 9. D 10. C
多项选择题：11. ABCE 12. ABCD 13. ABCDE 14. ACE

第五章　芳香化湿药

❖ **含义**：气味芳香，以化湿运脾为主要功效的药物，称为芳香化湿药。

❖ **能主治**：辛香温燥，功能化湿醒脾或燥湿运脾，主要适用于脾为湿困，运化失职而致的脘腹痞满，呕吐泛酸，大便溏泻，食少倦怠，舌苔白腻，或湿热困脾之口甘多涎，以及湿温，暑湿，兼治阴寒闭暑。

❖ **使用注意**：

（1）多辛香温燥，易耗气伤阴，故阴虚血燥，气虚者慎用。

（2）又因其气味芳香，大多含挥发油，故入汤剂不宜久煎，以免降低疗效。

功能篇

【苍术】

燥湿健脾，祛风湿，发汗，明目

【厚朴】

燥湿，行气，消积，平喘

【广藿香、佩兰】

广藿香：化湿，止呕，发表解暑

佩兰：化湿，解暑

【砂仁、白豆蔻、草豆蔻】

砂仁：化湿行气，温中止泻，安胎

白豆蔻：化湿行气，温中止呕

草豆蔻：燥湿行气，温中止呕

【草果】

燥湿温中，除痰截疟

【经典试题——真题再现】

最佳选择题

1. 既能燥湿健脾，又祛风湿的药是（2015年A型5题）

A. 苍术　　B. 厚朴　　C. 白术

D. 砂仁　　E. 防风

答案：A

2. 草果的功效是（2016年A型5题）

A. 燥湿健脾，祛风湿

B. 燥湿行气，消积平喘

C. 燥湿化痰，降逆止呕

D. 燥湿行气，温中止呕

E. 燥湿温中，除痰截疟

答案：E

【单 元 测 试】

一、最佳选择题（A型题）

每题1分。题干在前，选项在后。每道题的备选选项中，只有一个最佳答案，多选、错选或不选均不得分。

1. 既可化湿止呕，又能解暑的药物是

A. 广藿香　　B. 砂仁　　C. 佩兰

D. 白豆蔻　　E. 草豆蔻

2. 佩兰的功效是

A. 燥湿行气，温中止呕

B. 化湿行气，温中止呕

C. 燥湿行气，消积平喘

D. 化湿，解暑　　E. 燥湿温中，除痰截疟

3. 既化湿行气，又温中止泻的药是

A. 陈皮　　B. 厚朴　　C. 砂仁

D. 草豆蔻　　E. 广藿香

4. 具有安胎作用的化湿药是

A. 苍术　　B. 紫苏　　C. 砂仁

D. 厚朴　　E. 白豆蔻

二、配伍选择题（B型题）

每题1分。备选答案在前，试题在后。每组若干小题。备选项可重复选用，也可不选用。每组题均对应同一组备选答案，每题只有一个正确答案。

A. 化湿，解暑，止呕

B. 燥湿温中，除痰截疟

C. 燥湿健脾，发汗明目

D. 燥湿行气，消积平喘

E. 化湿行气，温中止泻，安胎

5. 苍术的功效是

6. 厚朴的功效是

A. 燥湿行气，温中止呕　　B. 化湿，解暑

C. 化湿行气，温中止呕

D. 燥湿行气，消积平喘

E. 燥湿温中，除痰截疟

7. 草豆蔻的功效是
8. 白豆蔻的功效是
A. 燥湿行气，消积平喘
B. 燥湿行气，温中止呕
C. 化湿行气，温中止呕
D. 化湿，解暑　　E. 燥湿温中，除痰截疟
9. 广藿香的功效是
10. 佩兰的功效是

三、多项选择题（X型题）

每题1分，题干在前，备选项在后。每道题备选项中至少有两个正确答案，多选，少选或不选不得分。

11. 草豆蔻，白豆蔻均有的功效是
A. 截疟　　B. 行气　　C. 止呕
D. 温中　　E. 止泻
12. 具有行气功效的化湿药有
A. 厚朴　　B. 砂仁　　C. 草豆蔻
D. 白豆蔻　　E. 苍术
13. 具有止呕作用的药物是
A. 苍术　　B. 草豆蔻　　C. 白豆蔻
D. 广藿香　　E. 厚朴
14. 具有安胎作用的药物是
A. 广藿香　　B. 苍术　　C. 紫苏
D. 砂仁　　E. 黄芩

参考答案

最佳选择题：1. A　2. D　3. C　4. C
配伍选择题：5. C　6. D　7. A　8. C　9. D　10. D
多项选择题：11. BCD　12. ABCD　13. BCD　14. CDE

主治及用法篇

【苍术】　燥湿健脾，祛风湿，发汗，明目

主治：燥湿健脾——湿阻中焦证，痰饮，水肿，湿盛脚气，痿证；祛风湿，发汗——风寒湿痹，表证夹湿；明目——夜盲，眼目昏涩

【广藿香】　化湿，止呕，发表解暑

主治：善治湿阻中焦及阴寒闭暑，最宜寒湿中阻之呕吐或兼表者

【厚朴】　燥湿，行气，消积，平喘

主治：治湿阻，食积，气滞所致脘腹胀满之要药

【砂仁】　化湿行气，温中止泻，安胎

主治：化湿行气——湿阻中焦证及脾胃气滞证；温中止泻——脾胃虚寒吐泻；安胎——妊娠恶阻，气滞胎动不安

【白豆蔻】　化湿行气，温中止呕

主治：化湿行气——湿阻中焦证及脾胃气滞证；温中止呕——胃寒呕吐

【强化练习】

最佳选择题

1. 善于行气消积，为消除胀满的要药是
A. 苍术　　B. 厚朴　　C. 砂仁
D. 广藿香　　E. 白豆蔻
2. 砂仁的主治病证不包括
A. 湿阻中焦　　B. 痰饮喘咳　　C. 虚寒吐泻
D. 脾胃气滞　　E. 胎动不安
3. 为治湿阻，食积，气滞所致脘腹胀满之要药是
A. 佩兰　　B. 草果　　C. 广藿香
D. 厚朴　　E. 苍术
4. 广藿香，尤善治
A. 胃虚呕吐　　B. 痰饮呕吐　　C. 胃热呕吐
D. 湿浊呕吐　　E. 肝胃不和呕吐
5. 最宜于湿浊中阻之呕吐或兼表的药物是
A. 草果　　B. 佩兰　　C. 广藿香
D. 厚朴　　E. 苍术
6. 白豆蔻具有止呕的作用，善于治疗的病证是
A. 胃热呕吐　　B. 胃寒呕吐　　C. 胃虚呕吐
D. 妊娠呕吐　　E. 痰饮呕吐

多项选择题

7. 苍术主治的病证有
A. 湿阻中焦　　B. 夜盲眼目昏涩
C. 表证夹湿　　D. 风湿痹证　　E. 疟疾寒热
8. 厚朴的主治病证是
A. 食积脘腹胀满　　B. 湿阻中焦证
C. 胎动不安　　D. 风寒湿痹证
E. 咳嗽气喘痰多
9. 白豆蔻的主治病证有
A. 湿阻中焦证　　B. 胃寒呕吐证
C. 风寒湿痹证　　D. 脾胃气滞证
E. 肺燥咳喘证

参考答案

最佳选择题：1. B　2. B　3. D　4. D　5. C　6. B
多项选择题：7. ABCD　8. ABE　9. ABD

第六章　利水渗湿药

❖ **含义**：以通利水道，渗湿利水为主要功效的药物，称为利水渗湿药。

❖ **功能主治**：味甘淡或苦，性寒凉或平，功能利水消肿，利尿通淋，利湿退黄，主要适用于小便不利，水肿，淋浊，黄疸，水泻，带下，湿疮，痰饮等水湿内盛之病证。

❖ **使用注意**：易耗伤津液，阴虚津伤者宜慎用。

功能篇

【茯苓、薏苡仁、泽泻、猪苓】

茯苓：利水渗湿，健脾，安神

薏苡仁：利水渗湿，健脾止泻，除痹，清热排脓

泽泻：利水渗湿、泄热

猪苓：利水渗湿

【金钱草、茵陈、广金钱草】

金钱草：利水通淋，除湿退黄，解毒消肿

茵陈：清热利湿，退黄

广金钱草：清热除湿，利尿通淋，退黄

【车前子、木通、冬葵子、通草】

车前子：利水通淋，渗湿止泻，明目，清肺化痰

木通：利水通淋，泄热，通经下乳

冬葵子：利水通淋，下乳，润肠通便

通草：利水清热，通气下乳

【滑石、石韦、海金沙、瞿麦、萹蓄、地肤子、灯心草】

滑石：利尿通淋，清解暑热；外用清热收湿敛疮

石韦：利尿通淋，凉血止血，清肺止咳

海金沙：利尿通淋，止痛

瞿麦：利尿通淋，破血通经

萹蓄：利尿通淋，杀虫止痒

地肤子：利尿通淋，祛风止痒

灯心草：利尿通淋，清心除烦

【萆薢】

利湿浊，祛风湿

【连钱草】

利湿通淋，清热解毒，散瘀消肿

【经典试题——真题再现】

最佳选择题

1. 泽泻的功效是（2015 年 A 型 6 题）

A. 利水渗湿、止痒　　B. 利水渗湿、杀虫
C. 利水渗湿，泄热　　D. 利水渗湿，安神
E. 利水渗湿，健脾

答案：C

2. 瞿麦除利尿通淋外，又能（2016 年 A 型 6 题）

A. 通气下乳　　B. 清肺止咳　　C. 润肠通便
D. 杀虫止痒　　E. 破血通经

答案：E

配伍选择题

A. 冬葵子　　B. 地肤子　　C. 海金沙
D. 灯芯草　　E. 广金钱草

3. 性寒，既利尿通淋又祛风止痒的是（2015 年 B 型 49 题）

4. 性凉，既利尿通淋又清热除湿退黄的是（2015 年 B 型 50 题）

答案：3. B　4. E

A. 下乳　　B. 补虚　　C. 清肺化痰
D. 凉血止血　E. 燥湿化痰

5. 冬葵子除润肠通便外，又能（2016 年 B 型 62 题）

答案：A

【单 元 测 试】

一、最佳选择题（A 型题）

每题 1 分。题干在前，选项在后。每道题的备选选项中，只有一个最佳答案，多选、错选或不选均不得分。

1. 茯苓与薏苡仁均有的功效是

A. 渗湿，安神　　B. 渗湿，排脓
C. 渗湿，明目　　D. 渗湿，健脾
E. 渗湿，除痹

2. 薏苡仁不具有的功效是
A. 清热排脓　B. 清肝明目　C. 健脾止泻
D. 利水渗湿　E. 除痹
3. 具利水通淋，解暑，清热收湿敛疮功效的药物是
A. 木通　B. 滑石　C. 石韦
D. 猪苓　E. 青蒿
4. 金钱草不具有的功效是
A. 排结石　B. 利水通淋　C. 解毒消肿
D. 通气下乳　E. 除湿退黄
5. 车前子不具有的功效是
A. 利尿通淋　B. 凉血止血　C. 清肺化痰
D. 渗湿止泻　E. 清肝明目
6. 木通不具有的功效是
A. 利水通淋　B. 通经　C. 泄热
D. 下乳　E. 通便
7. 石韦除利尿通淋外，还具有的功效是
A. 破血通经　B. 清解暑热　C. 凉血止血
D. 润肠通便　E. 清肝明目

二、配伍选择题

每题 1 分。备选答案在前，试题后。每组若干小题。备选可重复选用，也可不选用。每组题均对应同一组备选答案，每题只有一个正确答案。

A. 散瘀消肿　B. 杀虫止痒　C. 破血通经
D. 利湿退黄　E. 清心除烦
8. 灯心草利尿通淋外，还具有的功效是
9. 萹蓄除利尿通淋外，还具有的功效是
10. 连钱草除利湿通淋外，还具有的功效是
A. 明目　B 下乳　C. 解暑
D. 止血　E. 祛风湿
11. 通草除利水清热外，还具有的功效是
12. 冬葵子除利尿通淋外，还具有的功效是
13. 萆薢除利湿浊外，还具有的功效是
A. 泄热　B. 凉血止血　C. 清热排脓
D. 通气下乳　E. 安神
14. 茯苓除利水渗湿外，还具有的功效是
15. 薏苡仁除利水渗湿外，还具有的功效是
A. 利水渗湿　B. 利尿通淋，止痛
C. 清热利湿，退黄　D. 利水清热，通气下乳
E. 利尿通淋，祛风止痒
16. 猪苓的功效是
17. 茵陈的功效是
18. 海金沙的功效是

三、多项选择题（X 型题）

每组 1 分，题干在前，各选项在后。每道题各选项中至少有两个正确答案，多选、少选成不选不得分。

19. 能退黄的药物有
A. 广金钱草　B. 茵陈　C. 秦艽
D. 茯苓　E. 金钱草

参考答案

最佳选择题：1. D　2. B　3. B　4. D　5. B　6. E　7. C
配伍选择题：8. E　9. B　10. A　11. B　12. B　13. E　14. E　15. C　16. A　17. C　18. B
多项选择题：19. ABCE

主治及用法篇

【茯苓】 利水渗湿，健脾，安神

主治：利水渗湿——小便不利，水肿，痰饮；健脾——脾虚证，兼便溏或泄泻者尤佳；安神——心悸，失眠

【车前子】 利水通淋，渗湿止泻，明目，清肺化痰

主治：利小便，分清浊而止泻，治暑湿水泻

【金钱草】 利水通淋，除湿退黄，解毒消肿

主治：治石淋的要药

【薏苡仁】 利水渗湿，健脾止泻，除痹，清热排脓

主治：利水渗湿——水肿脚气；健脾止泻——脾虚泄泻；除痹——湿痹筋脉拘挛；消热排脓——肺痈肠痈

【茵陈】 清热利湿，退黄

主治：治湿热黄疸之要药

【萆薢】 利尿通淋，杀虫止痒

主治：善治膏淋

【经典试题——真题再现】

配伍选择题

A. 萆薢　B. 桑枝　C. 防己
D. 徐长卿　E. 海金沙
1. 某男，55 岁，患风湿痹痛 10 年，今日又患膏淋，尿如米泔，宜选用的药是（2016 年 B 型 51 题）

答案：A

【强 化 练 习】

最佳选择题

1. 利小便，分清浊而止泻，善治暑湿水泻的药物是

A. 冬葵子　B. 滑石　C. 石韦
D. 车前子　E. 泽泻

2. 能排结石，善治石淋，肝胆结石的药物是

A. 秦艽　B. 茵陈　C. 滑石
D. 石韦　E. 金钱草

3. 金钱草尤善治

A. 血淋　B. 膏淋　C. 黄疸
D. 劳淋　E. 石淋

4. 能清热利湿退黄，为治湿热黄疸的要药是

A. 石韦　B. 木通　C. 茵陈
D. 滑石　E. 萆薢

配伍选择题

A. 膏淋　B. 血淋　C. 劳淋
D. 黄疸　E. 石淋

5. 茵陈尤善治
6. 金钱草尤善治

多项选择题

7. 车前子的主治病证有

A. 暑湿水泻　B. 湿热淋证
C. 小便不利　D. 肝热目赤　E. 肺热咳嗽

8. 茯苓的主治病证有

A. 脾虚证　B. 痰饮　C. 水肿
D. 心悸　E. 失眠

9. 薏苡仁的主治病证有

A. 水肿脚气　B. 肝热目赤　C. 脾虚泄泻
D. 肺痈肠痈　E. 湿痹筋脉拘挛

参考答案

最佳选择题：1. D　2. E　3. E　4. C
配伍选择题：5. D　6. E
多项选择题：7. ABCDE　8. ABCDE
9. ACDE

第七章　温　里　药

❖ **含义**：以温里散寒为主要功效的药物，称为温里药。

❖ **功能主治**：性温热，主能温里散寒，温经止痛，补火助阳或回阳救逆，主要适用于里寒证。

❖ **使用注意**：多辛热燥烈，易助火，伤津，故热证，阴虚证及孕妇忌用。

功能篇

【肉桂、附子、干姜】

肉桂：补火助阳，引火归原，散寒止痛，温通经脉

附子：补火助阳，回阳救逆，散寒止痛

干姜：温中，回阳，温肺化饮

【丁香、吴茱萸、小茴香、高良姜】

丁香：温中降逆，温肾助阳

吴茱萸：散寒止痛，疏肝下气，燥湿止泻

小茴香：散寒止痛，理气和胃

高良姜：散寒止痛，温中止呕

【花椒】

温中止痛、杀虫止痒

【荜茇】

温中散寒，行气止痛

【经典试题——真题再现】

最佳选择题

1. 吴茱萸除散寒止痛、燥湿止泻外，又能（2016年A型7题）

A. 疏肝下气　B. 温肺化饮　C. 回阳救逆
D. 活血通络　E. 祛风止痒

答案：A

配伍选择题

A. 杀虫止痒　B. 温经止血　C. 温中降逆
D. 杀虫消积　E. 温肺化饮

2. 丁香除了温肾助阳外，又能（2015年B型51题）

3. 花椒除了温中止痛外，又能（2015年B型52题）

答案：2. C　3. A

【单 元 测 试】

一、最佳选择题（A型题）

每题1分。题干在前，选项在后。每道题的备选选项中，只有一个最佳答案，多选、错选或不选均不得分。

1. 附子不具有的功效是

A. 补火　B. 回阳救逆　C. 助阳
D. 杀虫止痒　E. 散寒止痛

2. 既能温中散寒，又可回阳通脉，温肺化饮的药物是

A. 附子　B. 花椒　C. 干姜
D. 吴茱萸　E. 肉桂

3. 肉桂不具有的功效是

A. 补火助阳　B. 温通经脉　C. 散寒止痛
D. 回阳救逆　E. 引火归原

4. 花椒除温中散寒止痛外，还有的功效是

A. 杀虫止痒　B. 温助肾阳　C. 理气和胃
D. 止呕止泻　E. 温肺化饮

5. 丁香的功效是

A. 暖肝散寒　B. 温肺化饮　C. 温中降逆
D. 温通心脉　E. 温脾止泻

6. 荜茇除温中散寒外，还能

A. 疏肝解郁　B. 温肺化饮　C. 行气止痛
D. 杀虫止痒　E. 引火归原

7. 附子与干姜具有的功效是

A. 温肺　B. 止呕　C. 补火
D. 引火归原　E. 回阳

8. 细辛与干姜均有的功效是

A. 温肺化饮　B. 回阳通脉　C. 通窍止痛
D. 补火助阳　E. 祛风散寒

9. 吴茱萸不具有的功效是

A. 温中散寒　B. 杀虫止痒　C. 止痛
D. 燥湿止泻　E. 疏肝下气

二、配伍选择题（B型题）

每题1分。备选答案在前，试题在后。每组若干小题。备选项可重复选用，也可不选用。

每组题均对应同一组备选答案，每题只有一个正确答案。

A. 燥湿杀虫止痒　B. 温助肾阳
C. 理气和胃　D. 止呕止泻　E. 温肺化饮

10. 小茴香除散寒止痛外，还有的功效是
11. 高良姜除温中散寒止痛外，还有的功效是

A. 止呕止泻　B. 温通经脉　C. 燥湿止带
D. 回阳救逆　E. 温肺化饮

12. 附子除助阳，止痛外，还能
13. 肉桂除助阳，止痛外，还能

三、多项选择题（X 型题）

每题 1 分，题干在前，备选项在后。每道题备选项中至少有两个正确答案，多选，少选或不选不得分。

14. 附子与肉桂均有的功效是
A. 补火助阳　B. 散寒止痛　C. 回阳救逆
D. 温通经脉　E. 引火归原

15. 吴茱萸的功效是
A. 散寒止痛　B. 温肺化饮　C. 疏肝下气
D. 燥湿止泻　E. 杀虫止痒

参考答案

最佳选择题：1. D　2. C　3.D　4. A　5. C　6. C　7. E　8. A　9. B
配伍选择题：10. C　11. D　12. D　13. B
多项选择题：14. AB　15. ACD

主治与用法篇

【肉桂】 补火助阳，引火归原，散寒止痛，温通经脉

主治：补火助阳——肾阳不足，命门火衰之阳痿、宫冷、畏寒肢冷；引火归元——治下元虚冷，虚阳上浮之上热下寒要药；散寒止痛——阳虚中寒之脘腹冷痛，食少便溏；温痛经脉——经寒血凝之痛经，闭经，寒疝腹痛，寒湿痹痛，腰痛及阴疽，痈肿脓成不溃或久溃不敛

【附子】 补火助阳，回阳救逆，散寒止痛

主治：辛热纯阳，峻烈有毒，上助心阳，中补脾阳，下壮肾阳，为补火助阳，回阳救逆的要药

【干姜】 温中，回阳，温肺化饮

主治：温中散寒的要药；常配附子治亡阳欲脱；治肺饮咳喘常投

【吴茱萸】 散寒止痛，疏肝下气，燥湿止泻

主治：经寒痛经，寒湿脚气及虚寒泄泻之要药

【小茴香】 散寒止痛，理气和胃

主治：治寒疝、睾丸偏坠及经寒诸痛

【经典试题——真题再现】

最佳选择题

1. 附子与干姜配伍后除温助脾阳外，又善（2015 年 A 型 7 题）
A. 温肺化饮　B. 回阳救逆　C. 温肾助阳
D. 散寒通脉　E. 降逆止呕

答案：B

【强 化 练 习】

最佳选择题

1. 辛热纯阳，峻烈有毒的药物是
A. 附子　B. 高良姜　C. 丁香
D. 干姜　E. 肉桂

2. 肉桂的主治病证不包括
A. 肺寒痰饮证　B. 肾阳不足
C. 命门火衰　D. 阴疽
E. 经寒血瘀痛经

3. 为治经寒痛经，寒湿脚气及虚寒泄泻之要药是
A. 丁香　B. 川楝子　C. 高良姜
D. 吴茱萸　E. 花椒

4. 能温肾暖肝而止痛，善治寒疝，睾丸偏坠及经寒诸痛的药物是
A. 高良姜　B. 干姜　C. 花椒
D. 荜茇　E. 小茴香

多项选择题

5. 附子的性能特点有
A. 峻烈有毒　B. 上助心阳　C. 中温脾阳
D. 下壮肾阳　E. 辛热纯阳

6. 附子的主治病证有
A. 寒湿痹痛　B. 亡阳欲脱　C. 心阳虚衰
D. 阳虚外感　E. 脾肾阳虚

7. 能温肺化饮，治寒饮咳喘的药有
A. 小茴香　B. 细辛　C. 花椒
D. 干姜　E. 高良姜

参考答案

最佳选择题：1. A　2. A　3. D　4. E
多项选择题：5. ABCDE　6. ABCDE　7. BD

第八章　理　气　药

❖ **含义**：以疏畅气机为主要功效的药物，称为理气药。

❖ **功能主治**：气多芳香，主能理气调中，疏肝解郁，理气宽胸，行气止痛，破气散结，主要适用于脾胃气滞证。

❖ **使用注意**：多辛香燥散，易耗气伤阴，故气虚、阴亏者慎用。

功能篇

【陈皮】

理气调中，燥湿化痰

【枳实】

破气消积，化痰除痞

【薤白】

通阳散结，行气导滞

【枳壳、化橘红、橘红】

枳壳：理气宽中，行滞消胀

化橘红：理气宽中，燥湿化痰，消食

橘红：行气宽中，燥湿化痰，发表散寒

【香附、香橼、佛手、青皮】

香附：疏肝理气，调经止痛

香橼：疏肝理气，和中化痰

佛手：疏肝理气，和中化痰

青皮：疏肝破气，消积化滞

【木香、青木香、沉香、乌药、甘松、川楝子】

木香：行气止痛，健脾消食

青木香：行气止痛，解毒消肿

沉香：行气止痛，温中止呕，温肾纳气

乌药：行气止痛，温肾散寒

甘松：行气止痛，开郁醒脾

川楝子：行气止痛，杀虫疗癣

【玫瑰花、梅花】

玫瑰花：行气解郁，活血止痛

梅花：疏肝解郁，和中化痰

【荔枝核】

行气散结，祛寒止痛

【柿蒂】

降气止呕

【经典试题——真题再现】

配伍选择题

A. 木香　B. 香附　C. 沉香

D. 佛手　E. 荔枝核

1. 女，28 岁，证见痰多色白，胸闷胁痛，证属痰浊阻肺，肝郁气滞，当化痰，疏肝，理气，宜选用（2015 年 B 型 53 题）

2. 男，70 岁，久患喘息，症见动则喘息加重，胃寒怕冷看，证属下元虚冷，肾不纳气，当温肾纳气，宜选（2015 年 B 型 54 题）

答案：1. D　2. C

A. 梅花　B. 甘松　C. 玫瑰花

D. 木香　E. 化橘红

3. 某男，47 岁，患脾胃气滞之脘腹胀痛，兼食少便溏，治当行气止痛、健脾消食，宜选用的药是（2016 年 B 型 52 题）

4. 某女，45 岁，因思虑伤脾导致胸闷、脘腹胀痛、不思饮食，治当行气止痛、开郁醒脾，宜选用的药是（2016 年 B 型 53 题）

答案：3. D　4. B

【单　元　测　试】

一、最佳选择题（A 型题）

每题 1 分。题干在前，选项在后。每道题的备选选项中，只有一个最佳答案，多选、错选或不选均不得分。

1. 陈皮的功效是

A. 破气消积，化痰除痞

B. 理气调中，燥湿化痰

C. 行气止痛，健脾消食

D. 温中止呕，温肾纳气

E. 疏肝理气，调经止痛

2. 木香除行气调中止痛外，还有的功效是

A. 降逆止呕　B. 健脾消食　C. 燥湿化痰

D. 疏肝解郁　E. 温肾散寒

3. 既能疏肝理气，又可调经止痛的药物是

A. 陈皮　B. 青皮　C. 香附

D. 佛手　E. 川楝子

4. 川楝子除行气止痛外，还有的功效是

A. 温肾纳气　B. 杀虫疗癣　C. 疏肝解郁

D. 调经止痛　E. 通阳散结

5. 既能疏肝破气，又可消积化滞的药物是

A. 陈皮　B. 香橼　C. 玫瑰花

D. 化橘红　E. 青皮

6. 青木香除行气止痛外，又能

A. 温肾散寒　B. 解毒消肿　C. 温肾纳气

D. 杀虫疗癣　E. 燥湿化痰

7. 佛手、香橼、梅花除疏肝理气外，又均能

A. 和中化痰　B. 温肾纳气　C. 调经止痛

D. 通阳散结　E. 杀虫疗癣

8. 枳壳的功效是

A. 理气宽中，燥湿化痰

B. 理气宽中，行滞消胀

C. 理气宽中，和中化痰

D. 疏肝理气，杀虫疗癣

E. 理气宽中，消癥化积

9. 荔枝核除行气止痛外，又能

A. 解毒消肿　B. 祛寒散结　C. 解郁活血

D. 杀虫疗癣　E. 开郁醒脾

10. 既能破气消积，又可化痰除痞的药物是

A. 枳实　B. 橘红　C. 木香

D. 沉香　E. 玫瑰花

11. 沉香不具有的功效是

A. 行气　B. 通阳散结　C. 温肾纳气

D. 止痛　E. 温中止呕

12. 既能通阳散结，又可行气导滞的药物是

A. 化橘红　B. 橘红　C. 佛手

D. 木香　E. 薤白

13. 既能行气止痛，又温肾散寒的药是

A. 木香　B. 佛山　C. 甘松

D. 青皮　E. 乌药

14. 既能行气止痛，又能开郁醒脾的药物是

A. 香附　B. 木香　C. 沉香

D. 甘松　E. 乌药

15. 柿蒂的功效是

A. 通阳散结，行气导滞

B. 破气除痞，化痰消积

C. 理气宽中，行气消胀

D. 疏肝理气，和中化痰

E. 降气止呕

16. 玫瑰花的功效是

A. 疏肝理气，和中化痰

B. 疏肝破气，消积导滞

C. 行气解郁，活血止痛

D. 行气止痛，杀虫疗癣

E. 通阳散结，行气导滞

二、配伍选择题（B 型题）

每题 1 分。备选答案在前，试题在后。每组若干小题。备选项可重复选用，也可不选用。每组题均对应同一组备选答案，每题只有一个正确答案。

A. 佛手　B. 木香　C. 陈皮

D. 化橘红　E. 橘红

17. 能理气宽中，燥湿化痰，发表的药物是

18. 能理气宽中，燥湿化痰，消食的药物是

三、多项选择题（X 型题）

每题 1 分，题干在前，备选项在后。每道题备选项中至少有两个正确答案，多选，少选或不选不得分。

19. 青皮的功效是

A. 燥湿　B. 消积　C. 破气

D. 疏肝　E. 化滞

参考答案

最佳选择题：1. B　2. B　3. C　4. B　5. E　6. B　7. A　8. B　9. B　10. A　11. B　12. E　13. E　14. D　15. E　16. C

配伍选择题：17. E　18. D

多项选择题：19.　BCDE

主治与用法篇

【沉香】　行气止痛，温中止呕，温肾纳气

主治：集理气，降气，纳气于一身，且温而不燥，行而不泄，无破气之害，为理气良药

【枳实】　破气消积，化痰除痞

主治：治胃肠积滞及痰滞胸痹之要药

【薤白】　通阳散结，行气导滞

主治：痰浊闭阻，胸阳不振之胸痹证

【香附】　疏肝理气，调经止痛

主治：“气病之总司，女科之主帅”为调经止痛的要药，疏肝理气的佳品

【川楝子】　行气止痛，杀虫疗癣

主治：治肝郁气滞或肝胃不和诸痛，兼热者最宜

【经典试题——真题再现】

最佳选择题

1. 川楝子的主治病症是（2015 年 A 型 8 题）

A. 肝郁胁痛兼热 B. 肝郁胁痛兼寒

C. 肝郁胁痛兼食积 D. 肝郁胁痛兼淤血

E. 肝郁胁痰饮

答案：A

2. 薤白的主治病证是（2016 年 A 型 8 题）

A. 肝胃不和之脘痛

B. 肝郁气滞之胸闷胁痛

C. 肾不纳气之虚喘

D. 痰湿壅肺之咳嗽气喘

E. 痰浊闭阻胸阳之胸痹

答案：E

【强 化 练 习】

最佳选择题

1. 集理气，降气，纳气为一身的药物是

A. 沉香 B. 陈皮 C. 柿蒂

D. 乌药 E. 枳实

2. 为治胃肠积滞及痰滞胸痹之要药是

A. 沉香 B. 化橘红 C. 枳实

D. 香附 E. 陈皮

3. 誉为“气病之总司，女科之主帅”的药物是

A. 香橼 B. 川楝子 C. 梅花

D. 佛手 E. 香附

4. 治肝郁胁痛，月经不调，痛经，首选的药物是

A. 佛山 B. 川楝子 C. 香附

D. 木香 E. 厚朴

参考答案

最佳选择题：1. A 2. C 3. E 4. C

第九章 消 食 药

❖ **含义：**以消食化积，增进食欲为主要功效的药物，称为消食药。

❖ **功能主治：**多甘平，功能消食化积，增进食欲。主要适用于食积不化证。

❖ **使用注意：**有耗气之弊，故气虚及无食积，痰滞者宜慎用。

功能篇

【山楂】

消食化积，活血散瘀

【麦芽、稻芽、神曲】

麦芽：消食和中，回乳，疏肝

稻芽：消食和中，健脾开胃

神曲：消食和胃，发表

【莱菔子】

消食除胀，降气化痰

【鸡内金】

运脾消食，固精止遗，化坚消石

【单 元 测 试】

一、最佳选择题（A 型题）

每题 1 分。题干在前，选项在后。每道题的备选选项中，只有一个最佳答案，多选、错选或不选均不得分。

1. 既能消食化积，又可活血散瘀的药物是

A. 莱菔子　B. 神曲　C. 麦芽

D. 鸡内金　E. 山楂

2. 麦芽的功效是

A. 消食化积，活血散瘀

B. 消食和中，回乳，疏肝

C. 消食除胀，降气化痰

D. 运脾消食，固精止遗

E. 消食和中，健脾开胃

3. 莱菔子的功效是

A. 消食和胃，解表

B. 消食和中，健脾开胃

C. 运脾消食，化坚消石

D. 消食除胀，降气化痰

E. 消食化积，活血散瘀

二、配伍选择题（B 型题）

每题 1 分。备选答案在前，试题在后。每组若干小题。备选项可重复选用，也可不选用。每组题均对应同一组备选答案，每题只有一个正确答案。

A. 消食和中，回乳，疏肝

B. 消食化积，活血散瘀

C. 消食和胃，发表

D. 运脾消食，固精止遗，化坚消石

E. 消食和中，健脾开胃

4. 鸡内金的功效是

5. 稻芽的功效是

6. 神曲的功效是

参考答案

最佳选择题：1. E　2. B　3. D

配伍选择题：4. D　5. E　6. C

主治与用法篇

【山楂】 消食化积，活血散瘀

主治：善治油腻肉积，善活血散瘀，治血瘀痛经，经闭

【莱菔子】 消食除胀，降气化痰

主治：善治食积胀满及痰壅咳喘

【麦芽】 消食和中，回乳，疏肝

用法：本品能回乳，故妇女授乳期不宜服

【经典试题——真题再现】

最佳选择题

1. 莱菔子的主治病症是（2015 年 A 型 9 题）

A. 食积兼脾虚　B. 食积兼瘀血

C. 食积兼虫积　D. 食积兼气滞

E. 食积兼遗尿

答案：D

2. 性平无毒，授乳期妇女不宜服用的药是（2016 年 A 型 9 题）

A. 稻芽　B. 神曲　C. 麦芽

D. 鸡内金　E. 莱菔子

答案：C

【强 化 练 习】

最佳选择题

1. 善治油腻肉积的药物是
A. 莱菔子 B. 山楂 C. 稻芽
D. 麦芽 E. 鸡内金

2. 既助消化，又抑制催乳素分泌的药物是
A. 稻芽 B. 麦芽 C. 神曲
D. 山楂 E. 鸡内金

参考答案

最佳选择题：1. B 2. B

第十章　驱　虫　药

❖ **含义**：以驱除或杀灭肠道寄生虫为主要功效的药物，称为驱虫药。

❖ **功能主治**：多苦，功善驱虫或杀虫，主要适用于肠道寄生虫病。

❖ **使用注意**：

（1）一般应在空腹时服，以使药物充分作用于虫体，而保证疗效。

（2）部分药物有毒，使用时注意剂量，以免中毒。

（3）在发热或腹痛较剧时，宜先清热或止痛，待缓解后再使用驱虫药。

（4）孕妇及老弱患者应慎用。

功能篇

【使君子、槟榔、雷丸、榧子】

使君子：杀虫消积

槟榔：杀虫消积，行气利水，截疟

雷丸：杀虫消积

榧子：杀虫消积，润肠通便，润肺止咳

【苦楝皮】

杀虫，疗癣

【贯众】

杀虫，清热解毒，止血

【南瓜子、鹤草芽】

南瓜子：杀虫

鹤草芽：杀虫

【单 元 测 试】

一、最佳选择题（A 型题）

每题 1 分。题干在前，选项在后。每道题的备选选项中，只有一个最佳答案，多选、错选或不选均不得分。

1. 能杀虫止血的药物是

A. 雷丸　B. 使君子　C. 贯众

D. 苦楝皮　E. 榧子

二、配伍选择题（B 型题）

每题 1 分。备选答案在前，试题在后。每组若干小题。备选项可重复选用，也可不选用。每组题均对应同一组备选答案，每题只有一个正确答案。

A. 榧子　B. 雷丸　C. 槟榔

D. 贯众　E. 苦楝皮

2. 除能杀虫消积，还能行气利水，截疟的药物是

3. 除能杀虫消积，还能润肠通便，润肺止咳的药物是

A. 使君子　B. 雷丸　C. 槟榔

D. 贯众　E. 苦楝皮

4. 能杀虫疗癣的药物是

5. 能清热解毒的药物是

三、多项选择题（X 型题）

每题 1 分，题干在前，备选项在后。每道题备选项中至少有两个正确答案，多选，少选或不选不得分。

6. 贯众的功效有

A. 杀虫　B. 清热　C. 凉血

D. 止血　E. 解毒

7. 槟榔的功效有

A. 利水　B. 杀虫　C. 消积

D. 截疟　E. 行气

8. 既能杀虫，又能消积的是

A. 使君子　B. 鹤草芽　C. 槟榔

D. 雷丸　E. 榧子

参考答案

最佳选择题：1. C

配伍选择题：2. C　3. A　4. E　5. D

多项选择题：6. ABCDE　7. ABCDE　8. ACDE

主治与用法篇

【使君子】　杀虫消积

主治：治蛔虫，蛲虫病之佳品，又为治小儿疳积之要药

【槟榔】　杀虫消积，行气利水，截疟

主治：杀虫——绦虫病，姜片虫病，蛔虫病，蛲虫病，钩虫病；消积——食积气滞之腹胀，便秘，泻痢里急后重；行气利水——水肿，脚气浮肿；截疟——疟疾

【贯众】 杀虫，清热解毒，止血

主治：杀虫——钩虫病，绦虫病，蛲虫病；消热解毒——风热感冒，温毒斑疹，痄腮及预防麻疹，流感，流脑；止血——血热衄血，吐血，便血，崩漏

【雷丸】 杀虫消积

用法：其杀虫成分为蛋白酶，受热（60℃左右）或酸作用下易被破坏失效，而在碱性环境中使用则作用最强。故不宜入煎剂，一般研粉或入丸剂。

【经典试题——真题再现】

最佳选择题

1. 贯众的主治病症不包括（2015 年 A 型 10 题）

A. 痄腮　　B. 风热感冒　　C. 寄生虫病

D. 血热出血　　E. 水火烫伤

答案：E

2. 味苦性寒，用于杀虫时宜研粉服的药是（2016 年 A 型 10 题）

A. 榧子　　B. 雷丸　　C. 贯众

D. 地肤子　　E. 鹤草芽

答案：B

【强 化 练 习】

最佳选择题

1. 为治蛔虫，蛲虫佳品，且善治小儿疳积的药物是

A. 雷丸　　B. 使君子　　C. 槟榔

D. 鹤草芽　　E. 南瓜子

多项选择题

2. 槟榔的主治病证有

A. 绦虫病，姜片虫病，蛔虫病

B. 水肿，脚气浮肿

C. 疟疾

D. 泻痢里急后重

E. 食积气滞之腹胀，便秘

参考答案

最佳选择题：1. B

多项选择题：2. ABCDE

第十一章　止　血　药

❖ **含义：**以制止机体内外出血为主要功效的药物，称为止血药。

❖ **分类：**

（1）凉血止血药——苦寒，能清血分之热而止血，主治血热妄行之出血证。

（2）化瘀止血药——能消散瘀血而止血，主治瘀血内阻，血不循经之出血证。

（3）收敛止血药——能收涩止血，主治各种出血而无瘀滞者。

（4）温经止血药——性温热，温脾阳，固冲脉而统摄血液而止血，主治脾不统血，冲脉失固之虚寒性出血。

❖ **使用注意：**使用凉血止血和收敛止血药时，必须注意有无瘀血，若有瘀血未尽，应酌加活血化瘀药，不能单纯止血，以免留瘀。

第一节　凉血止血药

功能篇

【大蓟、小蓟】

大蓟：凉血止血，散瘀消痈

小蓟：凉血止血，散瘀消痈

【地榆、白茅根、槐花、侧柏叶、苎麻根】

地榆：凉血止血，解毒敛疮

白茅根：凉血止血，清热生津，利尿通淋

槐花：凉血止血，清肝泻火

侧柏叶：凉血止血，祛痰止咳，生发乌发

苎麻根：凉血止血，清热安胎，利尿，解毒

【茜草】

凉血，祛瘀，止血，通经

【经典试题——真题再现】

最佳选择题

1. 白茅根除利尿通淋外，又能（2015 年 A 型 11 题）

A. 化瘀止血　B. 凉血止血　C. 温经止血
D. 收敛止血　E. 益气摄血

答案：B

2. 侧柏叶除凉血止血、生发乌发外，又能（2016 年 A 型 11 题）

A. 利尿通淋　B. 解毒敛疮　C. 清肝泻火
D. 祛痰止咳　E. 散瘀消肿

答案：D

第二节　化瘀止血

功能篇

【三七、景天三七】

三七：化瘀止血，活血定痛

景天三七：化瘀止血，宁心安神，解毒

【蒲黄】

活血祛瘀，收敛止血，利尿通淋

第三节　收敛止血

功能篇

【白及、仙鹤草】

白及：收敛止血，消肿生肌

仙鹤草：收敛止血，止痢，截疟，解毒，杀虫，补虚

【藕节、棕榈炭、血余炭】

藕节：收敛止血

棕榈炭：收敛止血

血余炭：收敛化瘀止血，利尿

【紫珠叶、鸡冠花】

紫珠叶：收敛凉血止血，散瘀解毒消肿

鸡冠花：收敛止血，凉血，止带，止痢

第四节　温经止血

功能篇

【艾叶、炮姜】

艾叶：温经止血，散寒止痛

炮姜：温经止血，温中止痛

【单 元 测 试】

一、最佳选择题（A 型题）

每题 1 分，题干在前，选项在后。每道题的备选选项中，只有一个最佳答案，多选、错选或不选均不得分。

1. 侧柏叶不具有的功效是
A. 清热凉血 B. 利尿 C. 止血
D. 祛痰止咳 E. 生发乌发

2. 既能收敛止血，又可消肿生肌的药物是
A. 蒲黄 B. 三七 C. 血余炭
D. 苎麻根 E. 白及

3. 既能温经止血，又可散寒止痛的药物是
A. 荔枝核 B. 白及 C. 艾叶
D. 桂枝 E. 高良姜

4. 棕榈炭与藕节均有的功效是
A. 散瘀消痈 B. 收敛止血 C. 活血祛瘀
D. 温中止痛 E. 散寒暖宫止痛

5. 大蓟与小蓟除凉血止血外，还均有的功效是
A. 散瘀消痈 B. 清肝泻火 C. 清热安胎
D. 利尿通淋 E. 化痰止咳

6. 既能凉血止血，又可解毒敛疮的药物是
A. 蒲黄 B. 白茅根 C. 地榆
D. 小蓟 E. 大蓟

7. 白茅根不具有的功效是
A. 凉血止血 B. 清泻肝火 C. 生津止呕
D. 清肺胃热 E. 利尿通淋

8. 茜草不具有的功效是
A. 凉血 B. 利尿 C. 祛瘀
D. 活血 E. 通经

9. 既能凉血止血，又清肝泻火明目的药物是
A. 槐花 B. 大蓟 C. 地榆
D. 侧柏叶 E. 白茅根

10. 苎麻根不具有的功效是
A. 凉血止血 B. 活血定痛 C. 清热安胎
D. 利尿 E. 解毒

11. 蒲黄不具有的功效是
A. 活血 B. 祛瘀 C. 利尿
D. 明目 E. 止血

12. 景天三七除化瘀止血外，还有的功效是
A. 利尿通淋 B. 宁心安神 C. 凉血通经
D. 活血定痛 E. 生津止呕

13. 能收敛止血，截疟止痢，解毒杀虫，补虚的药物是
A. 紫珠 B. 大蓟 C. 槐花
D. 仙鹤草 E. 白及

14. 能温经止血，温中止痛的药物是
A. 高良姜 B. 生姜 C. 炮姜
D. 棕榈炭 E. 桂枝

二、配伍选择题（B 型题）

每题 1 分。备选答案在前，试题在后。每组若干小题。备选项可重复选用，也可不选用。每组题均对应同一组备选答案，每题只有一个正确答案。

A. 清肝泻火 B. 止泻止带 C. 生津止呕
D. 祛痰止咳 E. 清热安胎

15. 白茅根除凉血止血外，还有的功效是
16. 侧柏叶除凉血止血外，还有的功效是
17. 槐花除凉血止血外，还有的功效是
18. 苎麻根除凉血止血外，还有的功效是

A. 利尿通淋 B. 凉血通经 C. 消肿生肌
D. 生津止呕 E. 活血定痛

19. 三七除化瘀止血外，还有的功效是
20. 茜草除祛瘀止血外，还有的功效是
21. 蒲黄除化瘀止血外，还有的功效

A. 消肿生肌 B. 止带止痢 C. 散瘀消痈
D. 清热解毒 E. 利尿

22. 紫珠叶除收敛止血外，还有的功效是
23. 血余炭除收敛止血外，还有的功效是
24. 鸡冠花除收敛止血外，还有的功效是

三、多项选择题（X 型题）

每题 1 分，题干在前，备选项在后。每道题备选项中至少有两个正确答案，多选，少选或不选不得分。

25. 白茅根的功效有
A. 利尿通淋 B. 凉血止血 C. 散瘀消痈
D. 清胃止呕 E. 清热生津

26. 既能凉血止血，又能利尿的药物有
A. 侧柏叶 B. 白茅根 C. 槐花
D. 小蓟 E. 苎麻根

27. 蒲黄的功效有
A. 活血化瘀 B. 消肿生肌 C. 利尿通淋
D. 宁心安神 E. 收敛止血

参考答案

最佳选择题：1. B 2. E 3. C 4. B 5. A 6. C 7. B 8. B 9. A 10. B 11. D 12. B 13. D 14. C

配伍选择题：15. C 16. D 17. A 18. E 19. E 20. B 21. A 22. C 23. E 24. B

多项选择题：25. ABDE 26. BDE 27. ACE

主治及用法篇

【小蓟】 凉血止血，散瘀消痈

主治：功似大蓟而力稍弱，常用治血热出血及热毒疮肿。且兼利尿，最善治尿血，血淋

【地榆】 凉血止血，解毒敛疮

主治：尤宜下焦出血

【三七】 化瘀止血，活血定痛

主治：还兼补虚而强体，具有止血而不留瘀、化瘀而不伤正之长

【苎麻根】 凉血止血，清热安胎，利尿，解毒

主治：凉血止血——血热出血诸证；清热安胎——胎动不安，胎漏下血；利尿，解毒——湿热淋痛，热毒疮肿，蛇虫咬伤

【白及】 收敛止血，消肿生肌

主治：治体内外出血，最宜肺胃损伤之咯血，吐血，以及肺痈吐脓血

【艾叶】 温经止血，散寒止痛

主治：治虚寒性出血之要药，尤宜崩漏与胎漏

【炮姜】 温经止血，温中止痛

主治：治虚寒出血之要药；治虚寒腹痛吐泻之佳品

【经典试题——真题再现】

配伍选择题

A. 龙胆 B. 苦参 C. 竹叶
D. 苎麻根 E. 三七

1. 某女，32 岁，素体强壮，喜食辛辣，妊娠后突发胎动不安，胎漏下血。证属怀胎蕴热、邪热扰胎动血，宜选用的药是（2016 年 B 型 55 题）

答案：D

A. 血热尿血 B. 肺痨咳嗽 C. 虚寒便血
D. 湿热便血 E. 气虚崩漏

2. 小蓟的主治病证（2015 年 B 型 55 题）
3. 炮姜的主治病证（2015 年 B 型 56 题）

答案：2. A 3. C

【强 化 练 习】

最佳选择题

1. 兼利尿，最善治尿血，血淋的药物是
A. 槐花 B. 茜草 C. 三七
D. 小蓟 E. 侧柏叶

2. 小蓟的主治病证是
A. 血热尿血 B. 肺痨咯血 C. 湿热便血
D. 虚寒便血 E. 气虚崩漏

3. 尤宜于下焦出血的药物是
A. 侧柏叶 B. 茜草 C. 大蓟
D. 炮姜 E. 地榆

4. 最宜于肺胃损伤之咯血，吐血的药物是
A. 白及 B. 槐花 C. 地榆
D. 小蓟 E. 大蓟

5. 既能化瘀止血，又可活血定痛，还兼补虚的药物是
A. 蒲黄 B. 茜草 C. 仙鹤草
D. 三七 E. 白及

6. 为治虚寒性出血之要药，尤宜于崩漏与胎漏的药物是
A. 小蓟 B. 高良姜 C. 炮姜
D. 艾叶 E. 槐花

多项选择题

7. 三七的主治病证有
A. 体内外各种出血证 B. 跌打损伤
C. 胸腹刺痛 D. 肝火目赤
E. 出血瘀滞兼体虚

参考答案

最佳选择题：1. D 2. A 3. E 4. A 5. D 6. C

多项选择题：7. ABCE

第十二章　活血祛瘀药

❖ 含义：以通利血脉，促进血行，消散瘀血为主要功效的药物，称为活血祛瘀药或活血化瘀药，简称活血药。其中活血作用较强者，又称破血药。

❖ 功能主治：有活血化瘀之功，主要适用于血行不畅，瘀血阻滞所引起的多种疾病。

❖ 使用注意：大多能耗血动血，破血通经，其中部分药还有堕胎，消癥作用，故妇女月经量多，血虚经闭无瘀及出血无瘀者忌用，孕妇慎用或禁用。

功能篇

【川芎、延胡索】

川芎：活血行气，祛风止痛

延胡索：活血，行气，止痛

【莪术、三棱、姜黄】

莪术：破血行气，消积止痛

三棱：破血行气，消积止痛

姜黄：破血行气，通经止痛

【水蛭、土鳖虫、干漆】

水蛭：破血逐瘀，通经

土鳖虫：破血逐瘀，续筋接骨

干漆：破血逐瘀、杀虫

【刘寄奴】

破血通经，散寒止痛，消食化积

【丹参、益母草、桃仁、苏木、西红花、北刘寄奴、虎杖】

丹参：活血祛瘀，通经止痛，清心除烦，凉血消痈

益母草：活血祛瘀，利尿消肿，清热解毒

桃仁：活血祛瘀，润肠通便，止咳平喘

苏木：活血祛瘀，消肿止痛

西红花：活血祛瘀，凉血解毒，解郁安神

北刘寄奴：活血祛瘀，通经止痛，凉血止血，清热利湿

虎杖：活血祛瘀，利湿退黄，清热解毒，化痰止咳，泻下通便

【红花、牛膝、川牛膝】

红花：活血通经，祛瘀止痛

牛膝：活血通经，利尿通淋，引血下行，补肝肾，强筋骨

川牛膝：逐瘀通经，通利关节，利尿痛淋，引血下行

【郁金、乳香、没药、五灵脂、血竭】

郁金：活血止痛，行气解郁，凉血清心，利胆退黄

乳香：活血止痛，消肿生肌

没药：活血止痛，消肿生肌

五灵脂：活血止痛，化瘀止血，解蛇虫毒

血竭：活血定痛，化瘀止血，生肌敛疮

【鸡血藤】

活血补血，调经止痛，舒筋活络

【穿山甲、王不留行】

穿山甲：活血消癥，通经下乳，消肿排脓

王不留行：活血通经，下乳消肿，利尿通淋

【月季花】

活血调经，疏肝解郁

【自然铜】

散瘀止痛，接骨疗伤

【经典试题——真题再现】

配伍选择题

A. 疏肝解郁　B. 破血行气　C. 解蛇虫毒
D. 消肿生肌　E. 接骨疗伤

1. 五灵脂除了活血止痛外，还可（2015 年 B 型 57 题）
2. 月季花除了活血调经外，还可（2015 年 B 型 58 题）
3. 自然铜除了散瘀止痛外，还可（2015 年 B 型 59 题）

答案：1. C　2. A　3. E

A. 破血逐瘀，续筋接骨
B. 破血通经，消食化积
C. 活血定痛，敛疮生肌
D. 活血祛瘀，解郁安神
E. 活血通经，清热利湿

4. 西红花的功效是（2016 年 B 型 56 题）
5. 刘寄奴的功效是（2016 年 B 型 57 题）

6. 北刘寄奴的功效是（2016 年 B 型 58 题）

答案：4. D　5. B　6. E

【单 元 测 试】

一、最佳选择题（A 型题）

每题 1 分。题干在前，选项在后。每道题的备选选项中，只有一个最佳答案，多选、错选或不选均不得分。

1. 既能破血逐瘀，又可杀虫的药物是
A. 水蛭　B. 土鳖虫　C. 自然铜
D. 刘寄奴　E. 干漆

2. 姜黄的功效是
A. 破血行气，通经止痛
B. 活血止痛，消肿生肌
C. 补血活血，舒筋活络
D. 活血通经，下乳消肿
E. 破血行气，消食化积

3. 川牛膝与怀牛膝均有的功效是
A. 活血通经，下乳消肿
B. 活血祛瘀，利湿退黄，凉血清心
C. 活血通经，散瘀止痛，强筋骨
D. 活血通经，润肠通便，止咳平喘
E. 活血通经，引血下行，利尿通淋

4. 既能破血行气，又能消积止痛的药物组是
A. 水蛭与土鳖虫　B. 桃仁与红花
C. 牛膝与苍术　D. 乳香与没药
E. 莪术与三棱

5. 丹参不具有的功效是
A. 凉血消痈　B. 活血祛瘀　C. 通经止痛
D. 利尿通淋　E. 清心除烦

6. 红花的功效是
A. 活血通经，祛瘀止痛
B. 活血通经，通利关节
C. 活血通经，下乳消肿
D. 活血通经，利尿通淋
E. 活血通经，引血下行

7. 既能活血补血，又能调经止痛，舒筋活络的药物是
A. 何首乌　B. 苏木　C. 鸡血藤
D. 大枣　E. 红花

8. 五灵脂不具有的功效是
A. 解蛇虫毒　B. 活血　C. 止痛
D. 消食化积　E. 止血

9. 桃仁的功效是
A. 活血行气，祛风止痛
B. 活血行气，凉血清心
C. 活血祛瘀，止咳平喘
D. 活血补血，舒筋活络
E. 破血行气，通经止痛

10. 既能活血行气，又可祛风止痛的药物是
A. 川芎　B. 丹参　C. 郁金
D. 羌活　E. 独活

11. 既能活血止痛，又能消肿生肌的药物组是
A. 水蛭与土鳖虫　B. 川芎与延胡索
C. 乳香与没药　D. 丹参与郁金
E. 桃仁与红花

12. 既能活血祛瘀，又能止咳平喘，润肠通便的药物是
A. 车前子　B. 川芎　C. 红花
D. 桃仁　E. 薏苡仁

13. 血竭除活血止痛，化瘀止血外，还能
A. 利湿退黄　B. 续筋接骨　C. 通经下乳
D. 生肌敛疮　E. 解蛇虫毒

二、配伍选择题（B 型题）

每题 1 分。备选答案在前，试题在后。每组若干小题。备选项可重复选用，也可不选用。每组题均对应同一组备选答案，每题只有一个正确答案。

A. 活血行气，凉血清心　B. 活血行气止痛
C. 活血祛瘀，消肿止痛
D. 破血逐瘀，续筋接骨　E. 破血逐瘀，通经

14. 延胡索的功效是
15. 郁金的功效是
16. 水蛭的功效是
17. 土鳖虫的功效是

A. 破血逐瘀，杀虫　B. 散瘀止痛，接骨疗伤
C. 活血消癥，通经下乳，消肿排脓
D. 化瘀止血，解蛇虫毒
E. 活血通经，下乳消肿，利尿通淋

18. 王不留行的功效是
19. 穿山甲的功效是

三、多项选择题（X 型题）

每题 1 分，题干在前，备选项在后。每道

题备选项中至少有两个正确答案，多选，少选或不选不得分。

20. 虎杖的功效有
A. 利湿退黄　B. 活血祛瘀　C. 清热解毒
D. 化痰止咳　E. 泻下通便

21. 益母草的功效有
A. 活血化瘀　B. 润肠通便　C. 止咳平喘
D. 清热解毒　E. 利尿消肿

22. 桃仁的功效有
A. 活血祛瘀　B. 止咳平喘　C. 润肠通便
D. 利尿消肿　E. 清热解毒

23. 川芎的功效有
A. 止痛　B. 活血　C. 行气
D. 凉血　E. 祛风

24. 北刘寄奴的功效有
A. 通经止痛　B. 活血祛瘀　C. 引血下行
D. 凉血止血　E. 清热利湿

25. 牛膝的功效是
A. 强筋骨　B. 活血通经　C. 利尿通淋
D. 补肝肾　E. 引血下行

26. 川牛膝的功效有
A. 通利关节　B. 逐瘀通经　C. 利尿通淋
D. 补肝肾　E. 引血下行

参考答案

最佳选择题：1. E　2. A　3. E　4. E　5. D　6. A　7. C　8. D　9. C　10. A　11. C　12. D　13. D

配伍选择题：14. B　15. A　16. E　17. D　18. C　19. E

多项选择题：20. ABCDE　21. ADE　22. ABC　23. ABCE　24. ABDE　25. ABCDE　26. ABCE

主治及用法篇

【川芎】　活血行气，祛风止痛

主治：前人誉为“血中之气药”

【延胡索】　活血，行气，止痛

主治：活血行气，止痛力强。醋制可增强止痛作用

【牛膝】　活血通经，利尿通淋，引血下行，补肝肾，强筋骨

主治：生用既逐瘀血，通经脉，又利尿通淋，湿热下注常用。还引血下行，血热火逆及肝阳上亢多用。制用味多甘而长于补虚，善补肝肾，强筋骨，为治腰膝酸软，筋骨无力之要药。本品还可作为引经药，引药下行

【莪术】　破血行气，消积止痛

主治：血瘀与食积之重症

【经典试题】

最佳选择题

1. 某医师治产后瘀阻腹痛，伴小便不利，常选用牛膝，是因其能（2015 年 A 型 12 题）
A. 活血，止血　B. 活血，凉血
C. 活血，利尿　D. 活血，行气
E. 活血，通便

答案：C

【强化练习】

最佳选择题

1. 前人誉为“血中之气药”的是
A. 艾叶　B. 丹参　C. 半夏
D. 川芎　E. 红花

2. 活血行气止痛力强，醋炙可增强止痛作用的药物是
A. 桃仁　B. 柴胡　C. 牛膝
D. 玫瑰花　E. 延胡索

3. 酒制补肝肾，强筋骨，生用活血通经的药物是
A. 牛膝　B. 穿山甲　C. 丹参
D. 王不留行　E. 水蛭

配伍选择题

A. 血瘀与食积重症　B. 风邪与血瘀头痛
C. 风湿肢臂痛　D. 水瘀互结水肿
E. 肠痈肺痈

4. 川芎善治
5. 莪术善治

多项选择题

6. 川芎的主治病证有
A. 胸痹心痛　B. 小便不利　C. 风湿痹痛
D. 痛经经闭　E. 头痛

参考答案

最佳选择题：1. D　2. E　3. A

配伍选择题：4. B　5. A

多项选择题：6. ACDE

第十三章　化痰止咳平喘药

❖ **含义**：以祛痰或消痰为主要功效的药物，称为化痰药；能减轻或制止咳嗽和喘息的药物，称为止咳平喘药。合之则称为化痰止咳平喘药。

❖ **分类**：

（1）化痰药

1）温化寒痰：多温燥，具有温肺散寒，燥湿化痰之功，主治寒痰，湿痰所致的眩晕，肢体麻木，阴疽流注。

2）清化热痰：多寒凉，具有清热化痰之功，主治热痰喘咳。

（2）止咳平喘药：止咳平喘之功，主治外感或内伤所致的咳嗽，喘息之证。

❖ **使用注意**：

（1）温化寒痰药药性温燥，不宜用于热痰，燥痰。

（2）清化热痰药药性寒润，不宜用于寒痰，湿痰。

（3）刺激性较强的化痰药，不宜用于咳嗽兼又出血倾向者，以免加重出血。

（4）麻疹初起兼有表证之咳嗽，应以疏解清宣为主，不可单用止咳药，忌用温燥及具有收敛性的止咳药，以免影响麻疹透发。

（5）脾虚生痰者，应配健脾燥湿之品，以标本兼治。

第一节　化　痰　药

功能篇

【半夏、天南星、白附子】

半夏：燥湿化痰，降逆止呕，消痞散结

天南星：燥湿化痰，祛风止痉，散结消肿

白附子：燥湿化痰，祛风止痉，解毒散结

【芥子】

温肺祛痰，利气散结，通络止痛

【桔梗】

宣肺，利咽，祛痰，排脓

【旋覆花】

消痰行水，降气止呕

【礞石】

消痰下气，平肝镇惊

【瓜蒌】

清肺润燥化痰，利气宽胸，消肿散结，润肠通便

【川贝母、浙贝母、天竺黄、竹茹、竹沥】

川贝母：清热化痰，润肺止咳，散结消痈

浙贝母：清热化痰，散结消肿

天竺黄：清热化痰，清心定惊

竹茹：清热化痰，除烦止呕，安胎

竹沥：清热滑痰

【白前、前胡】

白前：降气祛痰止咳

前胡：降气祛痰，宣散风热

【昆布、海藻】

昆布：消痰软坚，利水消肿

海藻：消痰软坚，利水消肿

【黄药子、瓦楞子、海蛤壳、海浮石】

黄药子：化痰软坚散结，清热解毒，凉血止血

瓦楞子：消痰化瘀，软坚散结，制酸止痛

海蛤壳：清热化痰，软坚散结，利尿消肿，制酸止痛

海浮石：清热化痰，软坚散结，通淋

【经典试题——真题再现】

配伍选择题

A. 消食化滞　B. 理气调中　C. 降逆止呕
D. 发表散寒　E. 祛风止痉

1. 半夏除了燥湿化痰外，还可（2015 年 B 型 60 题）

2. 天南星除了燥湿化痰外，还可（2015 年 B 型 61 题）

3. 白附子除了燥湿化痰外，还可（2015 年 B 型 62 题）

答案：1. C　2. E　3. E

A. 白前 B. 百部 C. 前胡
D. 芥子 E. 洋金花
4. 性微温，专于降气祛痰止咳的药是（2016年B型59题）
5. 性微寒，既降气祛痰，又宣散风热的药是（2016年B型60题）
答案：4. A 5. C
A. 下乳 B. 补虚 C. 清肺化痰
D. 凉血止血 E. 燥湿化痰
6. 瓜蒌除润肠通便外，又能（2016年B型63题）
答案：C

第二节 止咳平喘药

功能篇

【苦杏仁、紫苏子】
苦杏仁：止咳平喘，润肠通便
紫苏子：止咳平喘，润肠通便，降气化痰
【百部、紫菀、款冬花】
百部：润肺止咳，杀虫灭虱
紫菀：润肺下气，化痰止咳
款冬花：润肺下气，止咳化痰
【桑白皮、葶苈子】
桑白皮：泻肺平喘，利水消肿
葶苈子：泻肺平喘，利水消肿
【枇杷叶】
清肺止咳，降逆止呕
【马兜铃】
清肺化痰，止咳平喘，清肠疗痔
【白果】
敛肺平喘，止带缩尿
【胖大海】
清宣肺气，润肠通便
【洋金花】
平喘止咳，解痉，定痛

【经典试题——真题再现】

最佳选择题

1. 某医师根据肺为娇脏喜润恶燥之特点，在治疗咳嗽痰喘的处方中常将紫菀与款冬花相须为用。因此二者除均能润肺下气外，又均能（2016年A型13题）
A. 润肠通便 B. 降逆止呕 C. 清肠疗痔
D. 化痰止咳 E. 纳气平喘
答案：D

多项选择题

2. 葶苈子和桑白皮的共有功效是（2015年X型112题）
A. 降气化痰 B. 泻肺平喘 C. 清肠疗痔
D. 润肠通便 E. 利水消肿
答案：BE

【单元测试】

一、最佳选择题（A型题）

每题1分。题干在前，选项在后。每道题的备选选项中，只有一个最佳答案，多选、错选或不选均不得分。

1. 桔梗不具有的功效是
A. 宣肺 B. 止呕 C. 祛痰
D. 利咽 E. 排脓
2. 能消痰利水，降逆止呕的药物是
A. 天南星 B. 桔梗 C. 瓜蒌
D. 芥子 E. 旋覆花
3. 川贝母与浙贝母均有的功效是
A. 清肺化痰，开郁散结
B. 清热化痰，清心定惊
C. 清热化痰，制酸止痛
D. 清热化痰，利尿通淋
E. 清热化痰，润肠通便
4. 昆布与海藻均有的功效是
A. 消痰软坚，清心定惊
B. 消痰软坚，利水消肿
C. 消痰软坚，制酸止痛
D. 消痰软坚，清热安胎
E. 消痰软坚，利尿通淋
5. 海蛤壳不具有的功效是
A. 活血化瘀 B. 制酸止痛 C. 利尿消肿
D. 软坚散结 E. 清热化痰
6. 瓜蒌不具有的功效是
A. 清肺润肺化痰 B. 利气宽胸
C. 消肿散结 D. 降逆止呕 E. 润肠通便
7. 竹茹的功效是
A. 清肺化痰，清心定惊
B. 清热化痰，利咽排脓

C. 清热化痰，止呕，安胎
D. 清热化痰，凉血止血
E. 清热化痰，利水消肿
8. 能温肺祛痰，利气散结，通络止痛的药物是
A. 芥子　B. 瓜蒌　C. 桔梗
D. 半夏　E. 旋覆花
9. 苦杏仁的功效是
A. 止咳平喘，润肠通便
B. 止咳平喘，降气化痰
C. 止咳平喘，解痉定痛
D. 止咳平喘，利水消肿
E. 止咳平喘，清肠疗痔
10. 紫苏子除止咳平喘外，还有的功效是
A. 利水消肿　B. 降逆止咳　C. 润肠通便
D. 利咽排脓　E. 清肠疗痔
11. 百部的功效是
A. 润肺止咳，消痰行水
B. 润肺止咳，杀虫灭虱
C. 润肺止咳，宽胸散结
D. 润肺止咳，降气祛痰
E. 润肺止咳，清心定惊
12. 能敛肺平喘，止带缩尿的药物是
A. 枇杷叶　B. 白果　C. 马兜铃
D. 葶苈子　E. 桑白皮
13. 既能平喘止咳，又能解痉，定痛的药物是
A. 胖大海　B. 枇杷叶　C. 紫苏子
D. 马兜铃　E. 洋金花
14. 马兜铃除止咳平喘外，还有的功效是
A. 降逆止呕　B. 利水消肿　C. 润肠通便
D. 清肠疗痔　E. 利咽排脓

二、配伍选择题（B 型题）

每题 1 分。备选答案在前，试题在后。每组若干小题。备选项可重复选用，也可不选用。每组题均对应同一组备选答案，每题只有一个正确答案。

A. 宣肺利咽　B. 清热滑痰　C. 宣散风热
D. 降逆止呕　E. 润肺止咳
15. 竹沥的功效是
16. 旋覆花的功效是
17. 桔梗的功效是
A. 祛痰排脓　B. 润肺止咳　C. 降气祛痰
D. 利气散结　E. 凉血止血
18. 白前的功效是
19. 前胡的功效是
A. 清心定惊　B. 平肝镇惊　C. 降逆止呕
D. 宣散风热　E. 润肺止咳
20. 礞石的功效是
21. 天竺黄的功效是
A. 平喘止咳，解痉，定痛
B. 泻肺平喘，利水消肿
C. 清宣肺气，清肠通便
D. 敛肺平喘，止带缩尿
E. 清肺止咳，降逆止呕
22. 胖大海的功效是
23. 枇杷叶的功效是

三、多项选择题（X 型题）

每题 1 分，题干在前，备选项在后。每道题备选项中至少有两个正确答案，多选，少选或不选不得分。

24. 半夏，天南星，白附子均有的功效是
A. 燥湿化痰　B. 降逆止呕　C. 散结
D. 祛风止痉　E. 杀虫灭虱
25. 海蛤壳与瓦楞子均有的功效是
A. 软坚散结　B. 活血化瘀　C. 清心定惊
D. 凉血止血　E. 制酸止痛
26. 海浮石的功效有
A. 活血化瘀　B. 清热化痰　C. 通淋
D. 凉血止血　E. 软坚散结
27. 黄药子的功效有
A. 清热解毒　B. 清心定惊　C. 凉血止血
D. 平肝镇惊　E. 化痰软坚散结
28. 川贝母的功效是
A. 润肺止咳　B. 清热化痰　C. 开郁散结
D. 除烦止呕　E. 消痈
29. 天南星，白附子均有的功效是
A. 燥湿化痰　B. 利咽排脓　C. 散结
D. 降逆止呕　E. 祛风止痉

参考答案

最佳选择题：1. B　2. E　3. A　4. B　5. A　6. D　7. C　8. A　9. A　10. C　11. B　12. B　13. E　14. D
配伍选择题：15. B　16. D　17. A　18. C　19. C　20. B　21. A　22. C　23. E
多项选择题：24. AC　25. AE　26. BCE

27. ACE　28. ABCE　29. ACE

主治及用法篇

【半夏】　燥湿化痰，降逆止呕，消痞散结

主治：为治湿痰，寒痰，呕吐之要药；燥湿化痰——痰多咳喘，痰饮眩悸，风痰眩晕，痰厥头痛；降逆止呕——胃气上逆，恶心呕吐；消痞散结——胸脘痞闷，梅核气，瘿瘤痰核，痈疽肿毒

用法：法半夏长于燥湿，姜半夏长于降逆止呕，清半夏长于化痰；竹沥半夏长于清热化痰。生半夏外用。不宜与附子，川乌，制川乌，草乌，制草乌同用

【芥子】　温肺祛痰，利气散结，通络止痛

主治：善治寒痰及痰饮诸证（悬饮胁痛），尤以痰在皮里膜外及经络者最宜

【黄药子】　化痰软坚散结，清热解毒，凉血止血

用法：对肝脏具有一定损害性，故肝病患者忌服，长期用药应定期检测肝功能

【马兜铃】　清肺化痰，止咳平喘，清肠疗痔

用法：含马兜铃酸，可损害肾脏，故不宜大量或长期服用，儿童及老年人慎用，孕妇、婴幼儿及肾功能不全者禁用

【旋覆花】　消痰行水，降气止呕

主治：治肺胃气逆之要药（多配伍赭石，两药配伍，寒温并用，降肺胃之逆气力强）

【川贝母】　清热化痰，润肺止咳，散结消痈

主治：肺热燥咳及虚劳咳嗽之要药

【经典试题——真题再现】

最佳选择题

1. 善治寒痰咳喘，悬饮胁痛的药是（2015 年 A 型 13 题）

A. 芥子　B. 前胡　C. 白前

D. 白附子　E. 旋覆花

答案：A

【强 化 练 习】

最佳选择题

1. 具有肝脏损害作用，肝病患者忌服的药物是

A. 桔梗　B. 半夏　C. 竹沥

D. 黄药子　E. 海蛤壳

2. 易损害肾脏，肾功能不全者禁用的药物是

A. 半夏　B. 胖大海　C. 海浮石

D. 海蛤壳　E. 马兜铃

3. 善治皮里膜外及经络之痰的药物是

A. 百部　B. 瓜蒌　C. 白前

D. 芥子　E. 前胡

配伍选择题

A. 旋覆花与赭石　B. 知母与川贝母

C. 陈皮与半夏　D. 薤白与瓜蒌

E. 款冬花与紫菀

4. 治疗气逆呕恶，喘息的药物组是

5. 治疗肺热咳嗽，阴虚燥咳的药物组是

综合分析题

患者，女，55 岁，因受风寒，咳嗽痰清稀量多色白，胸脘痞满不适，时有恶心欲吐，苔白腻，脉滑濡，建议选择半夏配伍治疗

6. 半夏的功效是

A. 温肺止咳，利气散结，通络止痛

B. 燥湿化痰，祛风止痉，解毒散结

C. 燥湿化痰，降逆止呕，消痞散结

D. 消痰行水，降逆止呕，通便

E. 清热化痰，开郁散结，润肺止咳

7. 为增强半夏燥湿化痰功效，尤宜配伍使用的药物是

A. 瓜蒌　B. 陈皮　C. 白芥子

D. 前胡　E. 川贝母

8. 患者痰清稀量多，尤宜选择的是

A. 姜半夏　B. 半夏曲　C. 生半夏

D. 竹沥半夏　E. 法半夏

9. 若患者兼呕吐清水，尤宜选择的是

A. 半夏曲　B. 姜半夏　C. 生半夏

D. 法半夏　E. 竹沥半夏

10. 为合理用药，不宜与半夏配伍使用的药物是

A. 甘草　B. 瓜蒌　C. 贝母

D. 乌药　E. 乌头

多项选择题

11. 半夏的主治病证有

A. 破伤风　B. 痰多眩悸　C. 胸脘痞满

D. 痰多咳嗽　E. 梅核气

参考答案

最佳选择题：1. D　2. E　3. D

配伍选择题：4. A　5. B

综合分析题：6. C　7. B　8. E　9. B　10. E

多项选择题：11. BCDE

第十四章　安　神　药

❖ **含义**：以安定神志为主要功效的药物，称为安神药。

❖ **分类**：

（1）重镇安神药——善镇心安神定惊，主治心火炽盛，痰火内扰所致的惊悸失眠，惊痫癫狂。

（2）养心安神药——善养心安神，主治心肝血虚，心脾两虚等所致的虚烦不眠，心悸怔忡，健忘多梦。

❖ **使用注意**：

（1）矿石类安神药易伤脾胃，不宜久服，或配伍健脾养胃药同用。

（2）用治失眠，应于临睡前服药。

第一节　重镇安神药

功能篇

【朱砂】

镇心安神，清热解毒

【磁石、龙骨】

磁石：镇惊安神，平肝潜阳，聪耳明目，纳气平喘

龙骨：镇惊安神，平肝潜阳，收敛固涩，收湿敛疮

【琥珀、珍珠】

琥珀：安神定惊，活血散瘀，利尿通淋

珍珠：安神定惊，明目除翳，解毒敛疮，润肤祛斑

【经典试题——真题再现】

最佳选择题

1. 珍珠不具有的功效是（2016 年 A 型 14 题）

A. 安神定惊　B. 明目除翳

C. 解毒敛疮　D. 润肤祛斑

E. 平肝潜阳

答案：E

第二节　养心安神药

功能篇

【酸枣仁、柏子仁、夜交藤】

酸枣仁：养心安神，敛汗

柏子仁：养心安神，润肠通便，止汗

夜交藤：养心安神，祛风通络

【远志】

安神益智，祛痰开窍，消散痈肿

【合欢皮】

解郁安神，活血消肿

【经典试题——真题再现】

最佳选择题

1. 远志除消散痈肿外，又能（2015 年 A 型 14 题）

A. 定惊，安神　B. 解郁，安神

C. 平肝，安神　D. 祛痰，安神

E. 清心，安神

答案：D

【单　元　测　试】

一、最佳选择题（A 型题）

每题 1 分。题干在前，选项在后。每道题的备选选项中，只有一个最佳答案，多选、错选或不选均不得分。

1. 龙骨不具有的功效是

A. 镇静安神　B. 收湿敛疮　C. 平肝潜阳

D. 聪耳明目　E. 收敛固涩

2. 磁石不具有的功效是

A. 镇惊安神　B. 平肝潜阳　C. 聪耳明目

D. 纳气平喘　E. 收敛固涩

3. 酸枣仁与柏子仁均有的功效是

A. 养心安神，通便　B. 养心安神，止呕

C. 养心安神，止泻　D. 养心安神，开窍

E. 养心安神，止汗

4. 柏子仁除养心安神外，还能
A. 祛风通络 B. 润肠通便 C. 活血消肿
D. 祛痰开窍 E. 清热解毒

二、配伍选择题（B 型题）

每题 1 分。备选答案在前，试题在后。每组若干小题。备选项可重复选用，也可不选用。每组题均对应同一组备选答案，每题只有一个正确答案。

A. 镇心安神，清热解毒
B. 养心安神，润肠通便
C. 养心安神，祛风通络
D. 养心安神，敛汗
E. 镇惊安神，平肝潜阳

5. 朱砂的功效是
6. 龙骨的功效是
7. 磁石的功效是

A. 活血散瘀，利尿通淋
B. 聪耳明目，纳气平喘
C. 收敛固涩，收湿敛疮
D. 平肝潜阳，镇惊安神
E. 明目退翳，润肺消斑

8. 琥珀除安神定惊外，还能
9. 珍珠除安神定惊外，还能

A. 祛风通络 B. 祛痰开窍 C. 润肠通便
D. 活血消肿 E. 清热解毒

10. 夜交藤除养心安神外，还能
11. 合欢皮除解郁安神外，还能

三、多项选择题（X 型题）

每题 1 分，题干在前，备选项在后。每道题备选项中至少有两个正确答案，多选，少选或不选不得分。

12. 磁石与龙骨均有的功效是
A. 平肝潜阳 B. 纳气平喘 C. 镇惊安神
D. 收敛固涩 E. 聪耳明目

参考答案

最佳选择题：1. D 2. E 3. E 4. B
配伍选择题：5. A 6. E 7. E 8. A 9. E 10. A 11. D
多项选择题：12. AC

主治及用法篇

【朱砂】 镇心安神，清热解毒

用法：本品有毒，故内服不宜过量或久服，以免汞中毒；孕妇及肝肾不能不正常者慎服。火煅能析出水银而有大毒，故忌火煅

【磁石】 镇惊安神，平肝潜阳，聪耳明目，纳气平喘

主治：镇静安神——心悸不宁，心悸失眠，惊风癫痫；平肝潜阳——肝阳上亢，头晕目眩；聪耳明目——耳鸣，耳聋，目昏；纳气平喘——肾虚喘促

【龙骨】 镇惊安神，平肝潜阳，收敛固涩，收湿敛疮

主治：镇静安神——心悸不安，心悸失眠，惊痫，癫狂；平肝潜阳——肝阳上亢之烦躁易怒，头晕目眩；收敛固涩——自汗，盗汗，遗精，带下，崩漏；收湿敛疮——湿疮湿疹，疮疡溃后不敛

【强 化 练 习】

最佳选择题

1. 忌火煅的药物是
A. 磁石 B. 龙骨 C. 珍珠
D. 琥珀 E. 朱砂

2. 治疗心神不宁兼耳鸣，喘促，宜选择的药物是
A. 朱砂 B. 琥珀 C. 龙骨
D. 珍珠 E. 磁石

多项选择题

3. 磁石的主治病证有
A. 惊风癫痫 B. 肝阳上亢 C. 心神不安
D. 肾虚喘促 E. 耳聋目昏

4. 龙骨的主治病证有
A. 自汗盗汗 B. 肝阳上亢 C. 心神不安
D. 遗精带下 E. 耳聋目昏

参考答案

最佳选择题：1. E 2. E
多项选择题：3. ABCDE 4. ABCD

第十五章　平肝息风药

❖ **含义**：以平抑肝阳，息风止痉为主要功效的药物，称为平肝息风药。

❖ **功能主治**：具有平肝潜阳，息风止痉及镇惊安神等作用，适用于肝阳上亢之头晕目眩，肝风内动，癫痫抽搐，小儿惊风，破伤风等证。

❖ **使用注意**：

（1）药性寒凉之品，脾虚慢惊者忌用。

（2）药性温燥之品，阴虚血亏者慎用。

第一节　平抑肝阳药

功能篇

【石决明、珍珠母】

石决明：平肝潜阳，清肝明目

珍珠母：平肝潜阳，清肝明目，安神定惊，收湿敛疮

【牡蛎、赭石】

牡蛎：平肝潜阳，镇惊安神，软坚散结，收敛固涩，制酸止痛

赭石：平肝潜阳，重镇降逆，凉血止血

【蒺藜、罗布麻叶】

蒺藜：平肝，疏肝，祛风明目，散风止痒

罗布麻叶：平肝清热，降血压，利水

【经典试题——真题再现】

最佳选择题

1. 赭石除平肝潜阳，重镇降逆外，又能（2016年A型15题）

A. 制酸止痛　B. 祛风明目　C. 凉血止血

D. 息风止痉　E. 散结解毒

答案：C

第二节　息风止痉药

功能篇

【钩藤、天麻、僵蚕】

钩藤：息风止痉，清热平肝

天麻：息风止痉，平抑肝阳，祛风通络

僵蚕：息风止痉，祛风止痛（止痒），化痰散结

【羚羊角、地龙】

羚羊角：平肝息风，清肝明目，凉血解毒

地龙：清热息风，平喘，通络，利尿

【全蝎、蜈蚣】

全蝎：息风止痉，攻毒散结，通络止痛

蜈蚣：息风止痉，攻毒散结，通络止痛

【经典试题——真题再现】

多项选择题

1. 地龙的功效有（2016年X型114题）

A. 平喘　B. 通络　C. 利尿

D. 清热息风　E. 攻毒散结

答案：ABCD

【单 元 测 试】

一、最佳选择题（A型题）

每题1分。题干在前，选项在后。每道题的备选选项中，只有一个最佳答案，多选、错选或不选均不得分。

1. 珍珠母不具有的功效是

A. 平肝潜阳　B. 凉血止血　C. 清肝明目

D. 安神定惊　E. 收湿敛疮

2. 既平肝潜阳，又清肝明目的药物是

A. 蒺藜　B. 赭石　C. 天麻

D. 全蝎　E. 石决明

3. 生用重镇潜阳，安神，软坚，煅用收敛固涩，制酸止痛的药物是

A. 石决明　B. 珍珠母　C. 赭石

D. 牡蛎　E. 蒺藜

4. 罗布麻叶除平肝外，还可

A. 镇惊安神　B. 凉血解毒　C. 祛风通络

D. 降压利水　E. 化痰散结

5. 蒺藜不具有的功效是

A. 疏风　B. 平肝　C. 软坚散结

D. 祛风明目　E. 散风止痒

6. 能平肝潜阳，重镇降逆，凉血止血的药物是

A. 赭石　B. 蒺藜　C. 石决明

D. 珍珠母　　E. 牡蛎

7. 牡蛎的功效是

A. 平肝潜阳，收敛固涩

B. 平肝潜阳，祛风止痒

C. 平肝潜阳，清肝明目

D. 平肝潜阳，凉血止血

E. 息风止痉，清热解毒

8. 钩藤的功效是

A. 息风止痉，凉血解毒

B. 息风止痉，通络止痛

C. 息风止痉，潜阳安神

D. 息风止痉，清热平肝

E. 息风止痉，攻毒散结

9. 僵蚕不具有的功效是

A. 消肿止痒　B. 息风止痉　C. 祛风止痛

D. 平喘利尿　E. 化痰散结

10. 既平肝息风，又清肝明目，凉血解毒的药物是

A. 天麻　　B. 羚羊角　　C. 钩藤

D. 蒺藜　　E. 罗布麻叶

11. 能清热息风，平喘，通络，利尿功效的药物是

A. 罗布麻叶　B. 地龙　C. 全蝎

D. 天麻　　E. 赭石

二、配伍选择题（B 型题）

每题 1 分。备选答案在前，试题在后。每组若干小题。备选项可重复选用，也可不选用。每组题均对应同一组备选答案，每题只有一个正确答案。

A. 凉血解毒　B. 降压利水　C. 祛风通络

D. 镇惊安神　E. 化痰散结

12. 羚羊角除平肝息风外，还可

13. 天麻除平肝息风外，还可

三、多项选择题（X 型题）

每题 1 分，题干在前，备选项在后。每道题备选项中至少有两个正确答案，多选，少选或不选不得分。

14. 全蝎与蜈蚣均有的功效是

A. 平肝潜阳　B. 通络止痛　C. 攻毒散结

D. 清肝明目　E. 息风止痉

15. 平肝息风止痉的药物有

A. 天麻　　B. 蒺藜　　C. 钩藤

D. 珍珠母　E. 羚羊角

16. 具有清肝明目功效的药物是

A. 羚羊角　B. 石决明　C. 珍珠母

D. 地龙　　E. 天麻

参考答案

最佳选择题：1. B　2. E　3. D　4. D　5. C　6. A　7. A　8. D　9. D　10. B　11. B

配伍选择题：12. A　13. C

多项选择题：14. BCE　15. ACE　16. ABC

主治及用法篇

【天麻】　息风止痉，平抑肝阳，祛风通络

主治：本品甘缓不峻，性平不偏，质润不燥，治肝阳，肝风诸证，无论寒热虚实皆宜。

【牡蛎】　平肝潜阳，镇惊安神，软坚散结，收敛固涩，制酸止痛

主治：平肝潜阳——阴虚阳亢之头晕目眩，阴虚动风；镇惊安神——烦躁不安，心悸失眠；软坚散结——瘰疬痰核，癥瘕积聚；收敛固涩——自汗，盗汗，遗精，带下，崩漏；制酸止痛

【赭石】　平肝潜阳，重镇降逆，凉血止血

主治：平肝潜阳——肝阳上亢之头晕目眩；重镇降逆——嗳气，呃逆，呕吐，喘息；凉血止血——血热气逆之吐血，衄血，崩漏

【羚羊角】　平肝息风，清肝明目，凉血解毒

主治：平肝息风——肝热急惊，癫痫抽搐；清肝明目——肝阳上亢之头晕目眩及肝火炽盛之目赤头痛；凉血解毒——温热病之壮热神昏，谵语狂躁或抽搐，温毒发斑，疮痈肿毒

【强 化 练 习】

最佳选择题

1. 甘峻不缓，性平不偏，质润不燥，能平肝息风的药物是

A. 羚羊角　B. 蜈蚣　　C. 地龙

D. 钩藤　　E. 天麻

2. 能治疗瘰疬痰核，癥瘕积聚的是

A. 牡蛎　　B. 珍珠母　　C. 蒺藜

D. 钩藤　　E. 罗布麻叶

多项选择题

3. 赭石的主治病证有

A. 呕吐呃逆　B. 肝阳上亢　C. 气逆喘息
D. 血热吐衄　E. 瘰疬痰核

4. 牡蛎的主治病证有
A. 阴虚阳亢　B. 自汗盗汗　C. 瘰疬痰核
D. 胃酸过多　E. 心悸失眠

5. 羚羊角的主治病证有
A. 肝热急惊　B. 壮热神昏　C. 肝阳上亢
D. 温病发斑　E. 癫痫抽搐

参考答案

最佳选择题：1. E　2. A
多项选择题：3. ABCD　4. ABCDE
5. ABCDE

第十六章　开　窍　药

❖ **含义**：具辛香走窜之性，以开窍醒神为主要功效的药物，称为开窍药。

❖ **功能主治**：辛香行散，功能通闭开窍，苏醒神志，主要适用于热陷心包或痰浊阻蔽所致的神昏谵语。以及惊痫，中风等病出现的突然昏厥之证。

❖ **使用注意**：

（1）只适用于神昏闭证，一般不用于神昏脱证。

（2）本类药为救急，治标之品，只宜暂用，不宜久服，以免耗泄元气。

（3）大多辛香，易于挥发，故内服多入丸散，仅个别能入煎剂。

功能篇

【麝香、冰片】

麝香：开窍醒神，活血通经，消肿止痛

冰片：开窍醒神，清热止痛

【苏合香、安息香】

苏合香：开窍避秽，止痛

安息香：开窍避秽，行气活血，止痛

【石菖蒲】

开窍宁神，化湿和胃

【经 典 试 题】

最佳选择题

1. 安息香的功效是

A. 开窍清热　B. 开窍息风　C. 开窍活血

D. 开窍化湿　E. 开窍化痰

答案：C

【单 元 测 试】

一、最佳选择题（A 型题）

每题 1 分。题干在前，选项在后。每道题的备选选项中，只有一个最佳答案，多选、错选或不选均不得分。

1. 安息香除开窍避秽外，还可

A. 行气活血　B. 活血通经　C. 化湿和胃

D. 回阳救逆　E. 清热消肿生肌

2. 能开窍宁神，活血通经，消肿止痛的药物是

A. 冰片　B. 远志　C. 麝香

D. 石菖蒲　E. 苏合香

3. 冰片不具有的功效是

A. 开窍醒神　B. 消肿生肌　C. 化湿

D. 清热　E. 止痛

4. 既开窍宁神，又化湿和胃的是

A. 牛黄　B. 白豆蔻　C. 石菖蒲

D. 苏合香　E. 安息香

5. 石菖蒲与远志均有的功效是

A. 开窍清热　B. 开窍宁神　C. 开窍和胃

D. 开窍活血　E. 开窍散寒

二、多项选择题（X 型题）

每题 1 分，题干在前，备选项在后。每道题备选项中至少有两个正确答案，多选，少选或不选不得分。

6. 既能开窍，又可止痛的药物有

A. 苏合香　B. 麝香　C. 冰片

D. 石菖蒲　E. 安息香

参考答案

最佳选择题：1. A　2. C　3. C　4. C　5. B

多项选择题：6. ABCE

主治及用法篇

【麝香】　开窍醒神，活血通经，消肿止痛

用法：入丸散，0.03～0.1g，不入煎剂。本品走窜力强，妇女月经期及孕妇忌用

【石菖蒲】　开窍宁神，化湿和胃

主治：痰湿蒙蔽心窍之神昏

【经典试题——真题再现】

最佳选择题

1. 石菖蒲的主治病证是（2015 年 A 型 16 题）

A. 热闭神昏　B. 气厥神昏　C. 亡阳神昏

D. 气脱神昏　E. 痰湿蒙蔽心窍之神昏

答案：E

2. 麝香的成人一日内服量是（2016 年 A 型 16 题）

A. 0.01～0.015g　B. 0.03～0.1g

C. 0.2～0.5g　　D. 0.6～0.8g

E. 0.9～1.5g

答案：B

【强 化 练 习】

最佳选择题

1. 走窜力强，能兴奋子宫，孕妇忌用的药物是

A. 麝香　　B. 安息香　　C. 牛黄

D. 苏合香　　E. 石菖蒲

参考答案

最佳选择题：1. A

第十七章 补 虚 药

❖ **含义**：凡能补充人体物质亏损，增强人体功能活动，以提高抗病能力，消除虚弱证候为主要功效的药物，称为补虚药，习称补益药或补养药。

❖ **分类**：

（1）补气药——功主补气以增强脏腑功能活动，主治气虚诸证。

（2）补阳药——功主温补人体之阳气，主治阳虚诸证。

（3）补血药——功主养血，兼能滋阴，主治血虚，阴血亏虚。

（4）补阴药——功主滋阴补液，兼能润燥，主治阴液亏虚诸证。

❖ **使用注意**：

（1）为虚证而设，凡身体健康而无虚证者，不宜应用。

（2）邪实而正气不虚者，不宜乱用补虚药，以防“闭门留寇”。

（3）补气药多甘壅滞气，湿盛中满者忌用。

（4）补阳药温燥而能伤阴助火，阴虚火旺不宜应用。

（5）补血与补阴药，大多药性滋腻，易伤脾胃，湿阻中焦及脾虚便溏者慎用。

（6）使用补虚药，应注意脾胃功能，使补虚药更好地发挥作用。

第一节 补 气 药

功能篇

【人参、党参、西洋参、太子参】

人参：大补元气，补脾益肺，生津止渴，安神益智

党参：补中益气，生津养血

西洋参：补气养阴，清火生津

太子参：补气生津

【黄芪】

补气升阳，益卫固表，托毒生肌，利水消肿

【白术、刺五加】

白术：补气健脾，燥湿利水，止汗，安胎

刺五加：补气健脾，益肾强腰，养心安神，活血通络

【山药】

益气养阴，补脾肺肾，固精止带

【饴糖、蜂蜜、甘草、大枣】

饴糖：补脾益气，缓急止痛，润肺止咳

蜂蜜：补中缓急，润肺止咳，滑肠通便，解毒

甘草：益气补中，祛痰止咳，解毒，缓解止痛，缓和药性

大枣：补中益气，养血安神，缓和药性

【白扁豆】

健脾化湿，消暑解毒

【红景天】

益气，平喘，活血通脉

【绞股蓝】

健脾益气，祛痰止咳，清热解毒

【经典试题——真题再现】

配伍选择题

A. 绞股蓝　B. 刺五加　C. 白扁豆

D. 红景天　E. 西洋参

1. 某男，60 岁，患热病气阴两伤之烦倦，治当补气养阴、清火生津，宜选用的药是（2016 年 B 型 64 题）

2. 某女，76 岁，换脾虚之力与肾虚腰膝酸软，治当补气健脾、益肾强腰，宜选用的药是（2016 年 B 型 65 题）

3. 某男，50 岁，素体气虚乏力，今日又患热毒疮痈。治当选用性寒，既健脾益气又清热解毒之品。符合这一条件的药是（2016 年 B 型 66 题）

答案：1. E　2. B　3. A

第二节 补 阳 药

功能篇

【鹿茸、肉苁蓉、锁阳】

鹿茸：壮肾阳，益精血，强筋骨，调冲任，托疮毒

肉苁蓉：补肾阳，益精血，润肠通便

锁阳：补肾阳，益精血，润肠通便

【淫羊藿、巴戟天】

淫羊藿：补肾阳，强筋骨，祛风湿

巴戟天：补肾阳，强筋骨，祛风湿

【杜仲、狗脊、续断】

杜仲：补肝肾，强筋骨，安胎

狗脊：补肝肾，强腰膝，祛风湿

续断：补肝肾，行血脉，续筋骨

【海马、仙茅、补骨脂、菟丝子】

海马：补肾助阳，活血散结，消肿止痛

仙茅：补肾壮阳，强筋健骨，祛寒除湿

补骨脂：补肾壮阳，固精缩尿，温脾止泻，纳气平喘

菟丝子：补阳益阴，固精缩尿，明目止泻，安胎，生津

【益智仁】

暖肾固精缩尿，温脾止泻摄唾

【蛤蚧】

补肺气，定喘嗽，助肾阳，益精血

【骨碎补】

补肾，活血，止痛，续伤

【冬虫夏草、核桃仁】

冬虫夏草：益肾补肺，止血化痰

核桃仁：补肾，温肺，润肠

【紫河车】

温肾补精，养血益气

【沙苑子】

补肾固精，养肝明目

【经典试题——真题再现】

最佳选择题

1. 某男，45岁，5年来，既患肾虚腰膝酸疼、阳痿，又患脾虚溏与阴阳两虚之消渴，只当补阳益阴、止泻、生津，宜选用的药是（2016年A型17题）

A. 女贞子　B. 楮实子　C. 枸杞子

D. 覆盆子　E. 菟丝子

答案：E

配伍选择题

A. 润肠通便　B. 活血　C. 补脾止泻摄唾

D. 安胎　E. 补肺气，定喘嗽

2. 杜仲除了补肝肾强筋骨外，还可（2015年B型63题）

3. 锁阳除了补肾阳益精血外，还可（2015年B型64题）

4. 蛤蚧除了补肾阳益精血外，还可（2015年B型65题）

答案：2. D　3. A　4. E

综合分析题

某女，65岁，时发水泻，历时3年。就诊时正值盛暑，每日水泻3～4次，伴倦怠乏力，畏寒肢冷，舌质淡，苔白水滑，脉沉。医师诊为脾虚水湿不运之泄泻，处方为炒白术、茯苓、猪苓、炒泽泻、陈皮、炒车前子、炒山药，水煎服。服药5剂，水泻遂止，倦怠乏力、畏寒肢冷有所改善。

5. 医师在处方中选用炒白术，是因其既能健脾止泻，又能（2016年C型101题）

A. 燥湿利水　B. 燥湿行气　C. 化湿行气

D. 胜湿止泻　E. 化湿止泻

答案：A

6. 医师在处方中选用炒车前子，是因其既能利水，又能（2016年C型102题）

A. 燥湿止泻　B. 健脾止泻　C. 渗湿止泻

D. 固肾止泻　E. 涩肠止泻

答案：C

7. 3个月后，该患者又来就诊。自诉大便溏泄1周，日3～4次，倦怠乏力、畏寒肢冷明显加重，舌淡苔白，脉沉。医师诊为脾虚水湿不运，兼脾肾阳虚，遂去原方中的炒车前子，加补骨脂、炮姜。连进7剂，泄泻得以缓解。医师加用补骨脂，是因其能（2016年C型103题）

A. 补肾壮阳，益阴止泻

B. 补肾养血，温胃止泻

C. 补肾健脾，升阳止泻

D. 补肾壮阳，温脾止泻

E. 补肾燥湿，益气止泻

答案：D

第三节　补　血　药

功能篇

【当归、熟地黄、阿胶】

当归：补血活血，调经止痛，润肠通便

熟地黄：补血滋阴，补精益髓

阿胶：补血止血，滋阴润燥

【何首乌】

生用：解毒，截疟，润肠通便；制用：补肝肾，益精血，乌须发

【白芍】

养血调经，敛阴止汗，柔肝止痛，平抑肝阳

【龙眼肉】

补心脾，益气血，安心神

【经典试题——真题再现】

最佳选择题

1. 白芍不具有的功效是（2015 年 A 型 17 题）

A. 养血调经　B. 柔肝止痛　C. 养血安神

D. 平抑肝阳　E. 敛阴止汗

答案：C

第四节　补　阴　药

功能篇

【南沙参、北沙参】

南沙参：清肺养阴，祛痰，益气

北沙参：养阴清肺，益胃生津

【玉竹、黄精、百合、麦冬、石斛】

玉竹：滋阴润肺，生津养胃

黄精：滋阴润肺，补脾益气

百合：养阴润肺，清心安神

麦冬：润肺养阴，益胃生津，清心除烦，润肠通便

石斛：养胃生津，滋阴除热，明目，强腰

【枸杞子、女贞子】

枸杞子：滋补肝肾，明目，润肺

女贞子：滋肾补肝，清虚热，明目乌发

【龟甲、鳖甲】

龟甲：滋阴潜阳，益肾健骨，养血补心，凉血止血

鳖甲：滋阴潜阳，退热除蒸，软坚散结

【天冬】

滋阴降火，清肺润燥，润肠通便

【墨旱莲、楮实子】

墨旱莲：滋阴益肾，凉血止血

楮实子：滋阴益肾，清肝明目，利尿

【桑椹】

滋阴补血，生津，润肠

【蛤蟆油】

补肾益精，养阴润肺

【经典试题——真题再现】

配伍选择题

A. 滋补肝肾，益气　B. 滋阴益肾，利尿

C. 滋阴润肺，清虚热

D. 滋肾补阴，明目乌发

E. 滋阴潜阳，软坚散结

1. 鳖甲的功效是（2015 年 B 型 66 题）

2. 楮实子的功效是（2015 年 B 型 67 题）

3. 女贞子的功效是（2015 年 B 型 68 题）

答案：1. E　2. B　3. D

A. 退热除蒸　B. 凉血止血　C. 软坚散结

D. 明目，润肠　E. 祛痰，益气

4. 南沙参除清肺养阴外，又能（2016 年 B 型 67 题）

5. 墨旱莲除滋阴益肾外，又能（2016 年 B 型 68 题）

答案：4. E　5. B

【单　元　测　试】

一、最佳选择题（A 型题）

每题 1 分。题干在前，选项在后。每道题的备选选项中，只有一个最佳答案，多选、错选或不选均不得分。

1. 人参不具有的功效是

A. 大补元气　B. 利水消肿　C. 生津止渴

D. 补脾益肺　E. 安神益智

2. 既能补中益气，又能生津养血的药物是

A. 白术　B. 西洋参　C. 太子参

D. 山药　E. 党参

3. 白术不具有的功效是

A. 止汗　B. 补气健脾　C. 燥湿利水

D. 生津止渴　E. 安胎

4. 益气养阴，补脾肺肾，固精止带的药物是

A. 山药　B. 蜂蜜　C. 黄芪

D. 黄精　E. 太子参

5. 能补气养阴，清火生津的药物是

A. 黄芪　B. 西洋参　C. 蜂蜜

D. 大枣　E. 白术

6. 太子参的功效是

A. 补气养血　B. 大补元气　C. 补气生津

D. 补气缓急　E. 补气利水

7. 人参与党参均能

A. 滋阴潜阳　B. 养阴清肺　C. 燥湿健脾

D. 补气生津　E. 补肾助阳

8. 既能补中益气，又能养血安神，缓和药性的药物是

A. 太子参　B. 党参　C. 大枣

D. 蜂蜜　E. 白术

9. 能健脾化湿，消暑解毒的药物是

A. 广藿香　B. 白术　C. 甘草

D. 白扁豆　E. 蜂蜜

10. 蜂蜜不具有的功效是

A. 解毒　B. 活血通络　C. 润肺止咳

D. 补中缓急　E. 润肠通便

11. 饴糖不具有的功效是

A. 补脾益气　B. 润肺燥　C. 止咳嗽

D. 利水　E. 缓急止痛

12. 红景天不具有的功效是

A. 平喘　B. 益气　C. 健骨

D. 通脉　E. 活血

13. 苍术与白术均能

A. 养阴清肺　B. 滋阴潜阳　C. 燥湿健脾

D. 补气生津　E. 补肾助阳

14. 能补肾阳，强筋骨，祛风湿的药物组是

A. 锁阳与肉苁蓉　B. 鹿茸与紫河车

C. 巴戟天与淫羊藿　D. 补骨脂与益智仁

E. 杜仲与续断

15. 能补肾阳，益精血，润肠通便的药物组是

A. 鹿茸与紫河车　B. 锁阳与肉苁蓉

C. 补骨脂与益智仁　D. 巴戟天与淫羊藿

E. 杜仲与续断

16. 鹿茸不具有的功效是

A. 壮肾阳　B. 祛风湿　C. 托疮毒

D. 益精血　E. 调冲任

17. 能补肝肾，行血脉，续筋骨的药物是

A. 续断　B. 肉苁蓉　C. 巴戟天

D. 补骨脂　E. 仙茅

18. 补骨脂不具有的功效是

A. 补肾壮阳　B. 温脾止泻　C. 固精缩尿

D. 纳气平喘　E. 明目安胎

19. 益智仁不具有的功效是

A. 暖肾　B. 温脾止泻　C. 固精缩尿

D. 纳气平喘　E. 摄唾

20. 蛤蚧不具有的功效是

A. 补肺气　B. 助肾阳　C. 定喘嗽

D. 益精血　E. 摄唾

21. 菟丝子不具有的功效是

A. 补肾益阴　B. 固精缩尿　C. 明目止泻

D. 生津安胎　E. 纳气平喘

22. 骨碎补不具有的功效是

A. 补肾　B. 润肠　C. 续伤

D. 止痛　E. 活血

23. 能补肝肾，强腰膝，祛风湿的药物是

A. 冬虫夏草　B. 杜仲　C. 续断

D. 沙苑子　E. 狗脊

24. 既能益肾补肺，又能止血化痰的药物是

A. 鹿茸　B. 海马　C. 紫河车

D. 淫羊藿　E. 冬虫夏草

25. 当归不具有的功效是

A. 补血　B. 活血　C. 润肠通便

D. 敛阴止汗　E. 调经止痛

26. 既能补血滋阴，又能补精益髓的药物是

A. 熟地黄　B. 当归　C. 龙眼肉

D. 紫河车　E. 大枣

27. 既能补血止血，又能滋阴润燥的药物是

A. 何首乌　B. 紫河车　C. 阿胶

D. 白芍　E. 熟地黄

28. 熟地黄与阿胶具有的功效是

A. 补血调经　B. 补血滋阴　C. 补血止血

D. 补血活血　E. 补血通便

29. 何首乌不具有的功效是

A. 润肠通便　B. 补益精血　C. 解毒

D. 平抑肝阳　E. 截疟

30. 能补心脾，益气血，安心神的药物是

A. 阿胶　B. 白芍　C. 制首乌

D. 龙眼肉　E. 当归

31. 麦冬除润肺养阴，益胃生津外，还能

A. 明目强腰　B. 凉血止血　C. 软坚散结

D. 清心除烦　E. 祛痰益气

32. 龟甲与鳖甲均有的功效是

A. 滋阴潜阳　B. 润肠通便　C. 软坚散结

D. 明目乌发　E. 凉血止血

二、配伍选择题（B型题）

每题1分。备选答案在前，试题在后。每

组若干小题。备选项可重复选用，也可不选用。每组题均对应同一组备选答案，每题只有一个正确答案。

A. 通便 B. 清火养阴 C. 安神益智
D. 利水消肿 E. 养血

33. 人参除补气，生津外，还能
34. 西洋参除补气，生津外，还能
35. 党参除补气，生津外，还能
36. 黄芪除补气，生津外，还能

A. 黄芪 B. 西洋参 C. 白术
D. 太子参 E. 大枣

37. 能燥湿利水的药物是
38. 能止汗安胎的药物是
39. 能托毒生肌的药物是

A. 沙苑子 B. 仙茅 C. 紫河车
D. 核桃仁 E. 海马

40. 能补肾阳，强筋骨，祛寒除湿的药物是
41. 能补肾助阳，活血散结，消肿止痛的药物是
42. 能补肾，温肺，润肠的药物是
43. 能温肾补精，养血益气的药物是

A. 沙苑子 B. 续断 C. 杜仲
D. 冬虫夏草 E. 狗脊

44. 能补肝肾，强筋骨，安胎的药物是
45. 能补肝肾，行血脉，续筋骨的药物是
46. 能益肾补肺，止血化痰的药物是
47. 能补肾固精，养肝明目的药物是

A. 肉苁蓉 B. 菟丝子 C. 何首乌
D. 补骨脂 E. 益智仁

48. 能明目安胎的药物是
49. 能暖肾摄唾的药物是
50. 能纳气平喘的药物是

A. 活血 B. 润肠通便
C. 温脾止泻摄唾 D. 安胎
E. 补肺气，定喘嗽

51. 杜仲除补肝肾，强筋骨外，又能
52. 蛤蚧除助肾阳，益精血外，又能

A. 补血止血 B. 补血通便 C. 补血滋阴
D. 补血调经止痛 E. 补血活血

53. 当归与白芍均有的功效是
54. 熟地黄与阿胶均有的功效是
55. 何首乌与当归均有的功效是

A. 白芍 B. 阿胶 C. 制首乌
D. 龙眼肉 E. 当归

56. 能补血止血的药物是
57. 能补血活血的药物是

A. 软坚散结 B. 明目强腰 C. 凉血止血
D. 清心除烦 E. 祛痰益气

58. 南沙参除养阴清肺，益胃生津外，还能
59. 石斛除益胃生津，滋阴除热外，还能

A. 滋补肝肾，明目润肺
B. 补肾益精，养阴润肺
C. 养阴润肺，清心安神
D. 燥湿利水，补脾安胎
E. 滋阴润肺，生津养胃

60. 枸杞子的功效是
61. 蛤蟆油的功效是
62. 百合的功效是

A. 滋阴润肺，补脾益气
B. 滋阴补血，生津润肠
C. 滋阴降火，清肺润肠
D. 燥湿利水，补脾安胎
E. 滋阴润肺，生津养胃

63. 玉竹的功效是
64. 黄精的功效是
65. 天冬的功效是
66. 桑椹的功效是

三、多项选择题（X型题）

每题1分，题干在前，备选项在后。每道题备选项中至少有两个正确答案，多选，少选或不选不得分。

67. 黄芪的功效是
A. 托毒生肌 B. 补气升阳 C. 益卫固表
D. 生津摄血 E. 利水消肿

68. 甘草的功效有
A. 缓急止痛 B. 益气补中 C. 祛痰止咳
D. 解毒 E. 缓和药性

69. 鹿茸的功效有
A. 壮肾阳 B. 强筋骨 C. 益精血
D. 调冲任 E. 托疮毒

70. 菟丝子的功效有
A. 补阳益阴 B. 固精缩尿 C. 明目止泻
D. 生津止渴 E. 安胎

71. 既能补肾，又能止泻的药物有

A. 补骨脂　B. 胡桃仁　C. 菟丝子
D. 肉苁蓉　E. 益智仁

72. 既能补肝肾，又强筋骨的药物有
A. 桑寄生　B. 五加皮　C. 枸杞子
D. 牛膝　E. 杜仲

73. 当归的功效有
A. 补血　B. 止痛　C. 活血
D. 润肠　E. 调经

74. 制首乌的功效有
A. 补肝肾　B. 活血止痛　C. 益精血
D. 收敛止汗　E. 乌须发

75. 生首乌的功效有
A. 解毒　B. 调经　C. 截疟
D. 止痛　E. 润肠通便

76. 白芍的功效有
A. 柔肝止痛　B. 养血　C. 调经
D. 平抑肝阳　E. 敛阴止汗

77. 龟甲的功效有
A. 滋阴潜阳　B. 软坚散结　C. 益肾健骨
D. 凉血止血　E. 养血补心

78. 鳖甲的功效是
A. 软坚散结　B. 滋阴潜阳　C. 清肝明目
D. 退热除蒸　E. 凉血止血

参考答案

最佳选择题：1. B　2. E　3. D　4. A　5. B　6. C　7. D　8. C　9. D　10. B　11. D　12. C　13. C　14. C　15. B　16. B　17. B　18. E　19. D　20. E　21. E　22. B　23. E　24. E　25. D　26. A　27. C　28. B　29. D　30. D　31. D　32. A

配伍选择题：33. C　34. B　35. E　36. D　37. C　38. C　39. A　40. B　41. E　42. D　43. C　44. C　45. B　46. D　47. A　48. B　49. E　50. D　51. D　52. E　53. D　54. C　55. B　56. B　57. E　58. E　59. B　60. A　61. B　62. C　63. E　64. A　65. C　66. B

多项选择题：67. ABCDE　68. ABCDE　69. ABCDE　70. ABCDE　71. ACE　72. ABDE　73. ABCDE　74. ACE　75. ACE　76. ABCDE　77. ACDE　78. ABD

主治及用法篇

【党参】　补中益气，生津养血

主治：甘补而平，不燥不腻，补气之力逊于人参，多用于脾肺气虚之轻症

【黄芪】　补气升阳，益卫固表，脱毒生肌，利水消肿

主治：通过补气又能生血，摄血，生津，行滞，治血虚萎黄，气不摄血之崩漏便血、气津两伤之消渴、气虚血滞之痹痛麻木和半身不遂

【山药】　益气养阴，补脾肺肾，固精止带

主治：平补气阴，为治气虚或气阴两虚之佳品

【续断】　补肝肾，行血脉，续筋骨

主治：为内科补肝肾，妇科止崩漏，伤科疗折伤之要药

【阿胶】　补血止血，滋阴润燥

主治：治血虚，阴虚诸证之要药

【经典试题——真题再现】

配伍选择题

A. 骨蒸劳热　B. 血虚眩晕　C. 带下不止
D. 小便不禁　E. 咽痛，失音

1. 阿胶除治阴虚燥咳外，又治（2016 年 B 型 69 题）

答案：B

【强 化 练 习】

最佳选择题

1. 甘补而平，不燥不腻，都用于脾肺气虚轻症的药物是
A. 西洋参　B. 黄芪　C. 大枣
D. 党参　E. 白术

2. 平补气阴，为治气虚或气阴两虚之佳品的是
A. 大枣　B. 白术　C. 黄芪
D. 当归　E. 山药

3. 内科补肝肾，妇科止崩漏，伤科疗折伤之要药是
A. 紫河车　B. 仙茅　C. 续断
D. 淫羊藿　E. 益智仁

参考答案

最佳选择题：1. D　2. E　3. C

第十八章 收 涩 药

❖ **含义**：凡以收敛固涩为主要功效的药物，称为收涩药。

❖ **功能主治**：多酸涩，具有固表止汗，敛肺止咳，涩肠止泻，固精缩尿止带，收敛止血，适用于久病体虚，正气不固所致的自汗，盗汗，久泻，久痢，遗精，滑精，遗尿，尿频，久咳，虚喘，以及崩带不止等滑脱不禁之证。

❖ **使用注意**：药涩而恋邪，凡表邪未解，湿热所致的泻痢，血热出血，以及郁热未清者不宜应用，以免"闭门留寇"。

功能篇

【乌梅、诃子、罂粟壳】

乌梅：敛肺，涩肠，生津，安蛔，止血

诃子：敛肺，涩肠，下气，利咽

罂粟壳：敛肺，涩肠，止痛

【五味子】

收敛固涩，益气生津，滋肾宁心

【椿皮、赤石脂、肉豆蔻、石榴皮】

椿皮：清热燥湿，涩肠，止血，止带，杀虫

赤石脂：涩肠止泻，止血，止带，外用收湿敛疮生肌

肉豆蔻：涩肠止泻，温中行气

石榴皮：涩肠止泻，止血，杀虫

【莲子肉、芡实、覆盆子】

莲子肉：补脾止泻，益肾固精，止带，养心安神

芡实：补脾去湿，益肾固精

覆盆子：益肾，固精，缩尿，明目

【山茱萸】

补益肝肾，收敛固脱

【桑螵蛸、金樱子】

桑螵蛸：固精缩尿，补肾助阳

金樱子：固精缩尿，涩肠止泻，固崩止带

【海螵蛸】

收敛止血，固精止带，制酸止痛，收湿敛疮

【浮小麦、麻黄根、糯稻根】

浮小麦：益气，除热止汗

麻黄根：收敛止汗

糯稻根：止汗退热，益胃生津

【五倍子】

敛肺降火，涩肠固精，敛汗止血，收湿敛疮

【经典试题——真题再现】

最佳选择题

1. 椿皮不具有功效是（2016 年 A 型 18 题）

A. 止血　B. 止带　C. 固精

D. 涩肠　E. 清热燥湿

答案：C

配伍选择题

A. 肾虚喘息　B. 虚汗不止　C. 肾虚遗精

D. 肺虚久咳失音　E. 虚寒气滞，脘腹胀满

2. 肉豆蔻除了治疗久泻久痢外，还可治疗（2015 年 B 型 69 题）

3. 莲子除了治疗脾虚久泻外，还可治疗（2015 年 B 型 70 题）

答案：2. E　3. C

【单 元 测 试】

一、最佳选择题（A 型题）

每题 1 分。题干在前，选项在后。每道题的备选选项中，只有一个最佳答案，多选、错选或不选均不得分。

1. 椿皮的功效是

A. 化瘀止血　B. 涩肠止带　C. 补脾止泻

D. 生津安蛔　E. 补肾助阳

2. 椿皮的功效是

A. 清热燥湿，杀虫止带，止血

B. 益肾固精，明目

C. 益气，除热止汗

D. 补益肝肾，收敛固涩

E. 益肾固精，补脾祛湿

3. 能补肾助阳，固精缩尿的是

A. 桑螵蛸　B. 海螵蛸　C. 诃子

D. 石榴皮　E. 五倍子

4. 覆盆子除益肾固精缩尿外，还有的功效是

A. 清热燥湿　B. 止痛　C. 明目
D. 止泻　E. 止血
5. 能补益肝肾，收敛固脱的药物是
A. 赤石脂　B. 莲子肉　C. 山茱萸
D. 肉豆蔻　E. 芡实
6. 能涩肠止泻，温中行气的药物是
A. 赤石脂　B. 五味子　C. 五倍子
D. 石榴皮　E. 肉豆蔻
7. 能益肾固精，补脾祛湿的药物是
A. 芡实　B. 五倍子　C. 诃子
D. 莲子肉　E. 海螵蛸

二、配伍选择题（B 型题）

每题 1 分。备选答案在前，试题在后。每组若干小题。备选项可重复选用，也可不选用。每组题均对应同一组备选答案，每题只有一个正确答案。

A. 益气，除热，止汗　B. 收敛止汗
C. 止汗退热，益胃生津
D. 补益肝肾，收敛固脱
E. 收敛固涩，益气生津，滋肾宁心
8. 麻黄根的功效是
9. 浮小麦的功效是
10. 糯稻根的功效是
11. 五味子的功效是
12. 山茱萸的功效是
A. 五味子　B. 五倍子　C. 乌梅
D. 诃子　E. 罂粟壳
13. 能敛肺，涩肠，止痛的药物是
14. 能敛肺，涩肠，生津，安蛔，止血的药物是
15. 能涩肠，敛肺，下气，利咽的药物是

三、多项选择题（X 型题）

每题 1 分，题干在前，备选项在后。每道题备选项中至少有两个正确答案，多选，少选或不选不得分。

16. 椿皮与石榴皮均有的功效是
A. 固精　B. 止血　C. 涩肠
D. 杀虫　E. 止带
17. 椿皮与赤石脂均有的功效是
A. 燥湿　B. 止带　C. 杀虫
D. 止血　E. 涩肠
18. 金樱子的功效是
A. 固精缩尿　B. 生津安蛔　C. 涩肠止泻
D. 养心安神　E. 固崩止带
19. 海螵蛸的功效是
A. 生津敛汗　B. 收敛止血　C. 固精止带
D. 收湿敛疮　E. 制酸止痛
20. 五倍子的功效是
A. 敛肺降火　B. 宁心安神　C. 涩肠固精
D. 敛汗止血　E. 收湿敛疮

参考答案

最佳选择题：1. B　2. A　3. A　4. C　5. C　6. E　7. A
配伍选择题：8. B　9. A　10. C　11. E　12. D　13. E　14. C　15. D
多项选择题：16. BCD　17. BDE　18. ACE　19. BCDE　20. ACDE

主治及用法篇

【五味子】　收敛固涩，益气生津，滋肾宁心

主治：收敛固涩——肺虚久咳或肺肾不足的咳喘；表虚自汗，阴虚盗汗；肾虚遗精，滑精；脾肾两虚的五更泄泻；益气生津——津伤口渴，消渴；滋肾宁心——虚烦心悸，失眠多梦

【诃子】　涩肠，敛肺，下气，利咽

主治：煨用善涩肠止泻，兼下气消胀，主治久泻，久痢，脱肛。生用既敛肺气，止咳逆，又下气降火，利咽开音，主治久咳，咽痛，失音，无论肺虚或兼热者均可用

【乌梅】　敛肺，涩肠，生津，安蛔，止血

【山茱萸】　补益肝肾，收敛固脱

主治：为阴阳并补之品，主治肝肾亏虚，肾虚，虚汗不止及崩漏经多诸证

【肉豆蔻】　涩肠止泻，温中行气

【经典试题——真题再现】

最佳选择题

1. 乌梅的主治病证是（2015 年 A 型 18 题）
A. 外感咳嗽　B. 湿热泻痢　C. 瘀阻出血
D. 蛔厥腹痛　E. 积滞腹痛

答案：D

配伍选择题

A. 骨蒸劳热　B. 血虚眩晕　C. 带下不止
D. 小便不禁　E. 咽痛，失音
2. 诃子除治肺虚久咳外，又治（2016 年 B 型

70题）

答案：E

【强 化 练 习】

最佳选择题

1. 生用能敛肺清火利咽，煨用涩肠止泻的药物是

A. 乌梅 B. 山茱萸 C. 石榴皮

D. 诃子 E. 五味子

2. 善治虚汗不止的药物是

A. 山茱萸 B. 覆盆子 C. 桑螵蛸

D. 肉豆蔻 E. 芡实

3. 肉豆蔻既治久泻久痢，又治

A. 虚汗不止 B. 肾虚喘息 C. 肾虚遗精

D. 肺虚久咳失音 E. 虚寒气滞，脘腹胀痛

多项选择题

4. 五味子的主治病证有

A. 表虚自汗 B. 失眠多梦

C. 脾肾两虚五更泻 D. 肾虚遗精

E. 津伤口渴

参考答案

最佳选择题：1. D 2. A 3. E

多项选择题：4. ABCDE

第十九章　涌　吐　药

❖ **含义**：凡以促使呕吐为主要功效的药物，称为涌吐药。

❖ **功能主治**：味苦性寒，功能涌吐毒物，宿食及痰涎，适用于误食毒物，停留胃中，未被吸收；或宿食停滞不化，尚未入肠，脘部胀痛；或痰涎壅盛，阻碍呼吸，以及癫痫发狂。

❖ **使用注意**：

（1）本类药物作用强烈，且系有毒之物，只宜用于正气未衰而邪盛者，老人，妇女胎前产后，体质虚弱均当忌用。

（2）严格用法用量，一般宜从小量渐增，防其中毒或涌吐太过。

（3）服药后宜多饮开水以助药力，或用鸡翎等物探喉助吐。

（4）涌吐药只可暂投，中病即止，不可连服，久服。

（5）若呕吐不止，当及时解救。

（6）吐后不宜马上进食，待胃气恢复后，再进流质或易消化的食物，以养胃气。

功能篇

【常山、藜芦】

常山：涌吐痰饮，截疟

藜芦：涌吐风痰，杀虫疗癣

【瓜蒂】

内服涌吐热痰，宿食；外用研末吹鼻，引去湿热

【经典试题——真题再现】

多项选择题

1. 能截疟的药有（2016 年 X 型 115 题）

A. 常山　　B. 五倍子　　C. 鸦胆子

D. 金荞麦　　E. 生何首乌

答案：ACE

【单 元 测 试】

最佳选择题（A 型题）

每题 1 分。题干在前，选项在后。每道题的备选选项中，只有一个最佳答案，多选、错选或不选均不得分。

1. 既涌吐痰饮，又截疟的药物是

A. 柴胡　　B. 青蒿　　C. 常山

D. 砒石　　E. 生首乌

2. 内服涌吐痰热，宿食，外用研末吹鼻，引去湿热的药物是

A. 毛茛　　B. 瓜蒂　　C. 轻粉

D. 铅丹　　E. 儿茶

3. 既涌吐风痰，又杀虫疗癣的药物是

A. 藜芦　　B. 雄黄　　C. 常山

D. 土荆皮　　E. 川楝子

参考答案

最佳选择题：1. C　2. B　3. A

主治及用法篇

【瓜蒂】　内服涌吐热痰，宿食；外用研末吹鼻，引去湿热

用法：本品作用强烈，易损伤正气，故孕妇，体虚，失血及上部无实邪者忌服。若呕吐不止，用麝香 0.01～0.015g，开水冲服可解。

【强 化 练 习】

最佳选择题

1. 内服致呕吐不止，可用麝香开水冲服化解的药物是

A. 瓜蒂　　B. 常山　　C. 砂仁

D. 青蒿　　E. 吴茱萸

参考答案

最佳选择题：1. A

第二十章　杀虫燥湿止痒药

❖ **含义：** 凡以攻毒杀虫、燥湿止痒为主要功效的药物，称为杀虫燥湿止痒药。

❖ **功能主治：** 大多有毒，以外用为主，兼可内服，具有攻毒杀虫，燥湿止痒等作用，适用于疥癣，湿疹，痈肿疮毒，麻风，梅毒及毒蛇咬伤等。

❖ **使用注意：**

（1）本类药物有毒者居多，其中毒性剧烈者，外用时尤当慎重，既不能过量，也不能大面积涂敷，还不宜在头面及五官使用，以防吸收中毒。

（2）严格遵守炮制方法、控制剂量、注意使用方法与宜忌，以避免因局部刺激而引起严重反应。

（3）可内服的有毒之品，更应严格遵守炮制方法，控制剂量，注意使用方法与宜忌，并宜制成丸剂，以缓解其毒性。

（4）应避免持续服用，以防蓄积中毒。

功能篇

【雄黄、硫黄、白矾】

雄黄：解毒，杀虫，燥湿祛痰，截疟定惊

硫黄：外用解毒杀虫止痒，内服补火助阳通便

白矾：外用解毒杀虫，燥湿止痒，内服止血止泻，清热消痰

【轻粉、露蜂房】

轻粉：外用杀虫，攻毒，敛疮；内服祛痰消积，逐水通便

露蜂房：攻毒杀虫，祛风止痛

【蛇床子】

燥湿祛风，杀虫止痒，温肾壮阳

【铅丹】

外用拔毒止痒，敛疮生肌；内服坠痰镇惊，攻毒截疟

【土荆皮】

杀虫，疗癣，止痒

【单 元 测 试】

一、最佳选择题（A 型题）

每题 1 分。题干在前，选项在后。每道题的备选选项中，只有一个最佳答案，多选、错选或不选均不得分。

1. 外用解毒杀虫止痒，内服补火助阳通便的药物是

A. 轻粉　B. 雄黄　C. 硫黄
D. 白矾　E. 蛇床子

2. 白矾不具有的功效是

A. 清热消痰　B. 解毒杀虫　C. 逐水通便
D. 燥湿止痒　E. 止血止泻

3. 雄黄不具有的功效是

A. 解毒　B. 助阳　C. 杀虫
D. 燥湿祛痰　E. 截疟定惊

4. 能攻毒杀虫，祛风止痛的药物是

A. 硫磺　B. 防风　C. 独活
D. 土荆皮　E. 露蜂房

5. 轻粉不具有的功效是

A. 攻毒杀虫　B. 祛痰消积　C. 敛疮
D. 补火助阳　E. 逐水通便

6. 蛇床子不具有的功效是

A. 燥湿　B. 杀虫　C. 补肝明目
D. 温肾壮阳　E. 祛风

二、配伍选择题（B 型题）

每题 1 分。备选答案在前，试题在后。每组若干小题。备选项可重复选用，也可不选用。每组题均对应同一组备选答案，每题只有一个正确答案。

A. 杀虫止血　B. 杀虫截疟　C. 杀虫逐水
D. 杀虫补火　E. 杀虫止泻

7. 雄黄的功效是

8. 轻粉的功效是

A. 助阳通便　B. 截疟定惊　C. 清热消痰
D. 逐水通便　E. 截痰平喘

9. 硫黄内服的功效是
10. 白矾内服的功效是

三、多项选择题（X 型题）

每题 1 分，题干在前，备选项在后。每道题备选项中至少有两个正确答案，多选，少选或不选不得分。

11. 铅丹的功效有
A. 攻毒截疟　B. 拔毒止痒　C. 敛疮生肌
D. 补火通便　E. 坠痰定惊

参考答案

最佳选择题：1. C　2. C　3. B　4. E　5. D　6. C
配伍选择题：7. B　8. C　9. A　10. C
多项选择题：11. ABCE

主治及用法篇

【雄黄】　解毒，杀虫，燥湿祛痰，截疟定惊

用法：本品有毒，故外用不可大面积或长期涂敷；内服宜慎，不可久用，孕妇忌服。煅后生成三氧化二砷而使其毒性剧增，故入药忌火煅

【轻粉】　外用杀虫，攻毒，敛疮；内服祛痰消积，逐水通便

用法：本品有毒，外用不可大面积或长久涂敷；内服不可过量或久服，孕妇及肝肾功能不全者忌服；服后要及时漱口，以免口腔溃烂

【土荆皮】　杀虫，疗癣，止痒

用法：本品有毒，一般不做内服

【经典试题——真题再现】

最佳选择题

1. 常山与雄黄的共同功效是（2015 年 A 型 19 题）
A. 杀虫　B. 截疟　C. 燥湿祛痰
D. 涌吐痰涎　E. 补火助阳

答案：B

2. 性寒有毒，外用不可大面积或长久涂敷，内服不可过量或久用，服后要及时漱口的药是（2016 年 A 型 19 题）
A. 轻粉　B. 藜芦　C. 砒石
D. 露蜂房　E. 炉甘石

答案：A

【强 化 练 习】

最佳选择题

1. 忌火煅的药物是
A. 硫磺　B. 牡蛎　C. 白矾
D. 雄黄　E. 龙骨

2. 能杀虫疗癣止痒，专供外用，不作内服的药物是
A. 轻粉　B. 硫磺　C. 土荆皮
D. 铅丹　E. 白矾

参考答案

最佳选择题：1. D　2. C

第二十一章　拔毒消肿敛疮药

❖ **含义**：凡以拔毒化腐、消肿敛疮为主要功效的药物，称为拔毒消肿敛疮药。

❖ **功能主治**：大多有毒，以外用为主，兼可内服，具有拔毒化腐，消肿敛疮等作用，适用于痈疽疮疖肿痛或脓成不溃、腐肉不尽或久溃不敛等证。

❖ **使用注意**：

（1）本类药物有毒者居多，其中毒性剧烈者，外用时尤当慎重，既不能过量，也不能大面积涂敷，还不宜在头面及五官使用，以防吸收中毒。

（2）严格遵守炮制方法、控制剂量、注意使用方法与宜忌，以避免因局部刺激而引起严重反应。

（3）可内服的有毒之品，更应严格遵守炮制方法，控制剂量，注意使用方法与宜忌，并宜制成丸剂，以缓解其毒性。

（4）应避免持续服用，以防蓄积中毒。

功能篇

【斑蝥】

攻毒蚀疮，破血逐瘀，散结消癥

【蟾酥、大蒜、猫爪草】

蟾酥：解毒消肿，止痛，开窍醒神

大蒜：解毒、消肿，杀虫，止痢

猫爪草：解毒消肿，化痰散结

【马钱子】

散结消肿，通络止痛

【升药】

拔毒去腐

【炉甘石】

明目退翳，收湿生肌

【儿茶、硼砂】

儿茶：收湿敛疮，生肌止血，活血止痛，清肺化痰

硼砂：外用清热解毒，内服清肺化痰

【砒石】

外用蚀疮去腐；内服劫痰平喘，截疟

【毛茛】

发泡止痛，攻毒杀虫

【经典试题——真题再现】

最佳选择题

1. 马钱子的功效（2015 年 A 型 20 题）

A. 祛风止痛　B. 破气止痛　C. 软坚散结

D. 化瘀散结　E. 消肿散结

答案：E

2. 儿茶不具有的功效是（2016 年 A 型 20 题）

A. 活血止痛　B. 收湿敛疮　C. 生肌止血

D. 明目退翳　E. 清肺化痰

答案：D

【单 元 测 试】

一、最佳选择题（A 型题）

每题 1 分。题干在前，选项在后。每道题的备选选项中，只有一个最佳答案，多选、错选或不选均不得分。

1. 能攻毒蚀疮，破血逐瘀，散结消癥的药物是

A. 升药　B. 蟾酥　C. 马钱子

D. 炉甘石　E. 斑蝥

2. 能通络止痛，散结消肿的药物是

A. 硫黄　B. 炉甘石　C. 马钱子

D. 雄黄　E. 大蒜

3. 能解毒消肿止痛，又开窍避秽的药是

A. 硼砂　B. 蟾酥　C. 远志

D. 白芷　E. 僵蚕

4. 升药的功效是

A. 软坚散结　B. 化瘀消癥　C. 清热解毒

D. 拔毒去腐　E. 开窍醒神

5. 能明目退翳，收湿敛疮的是

A. 煅石膏　B. 炉甘石　C. 决明子

D. 野菊花　E. 煅龙骨

6. 既能清热解毒，又能清肺化痰的药物是

A. 毛茛　B. 硼砂　C. 蟾酥

D. 大蒜　E. 砒石

7. 能发泡止痛，攻毒杀虫的药物是

A. 马钱子　　B. 炉甘石　　C. 硫磺
D. 毛茛　　E. 猫爪草

二、配伍选择题（B 型题）

每题 1 分。备选答案在前，试题在后。每组若干小题。备选项可重复选用，也可不选用。每组题均对应同一组备选答案，每题只有一个正确答案。

A. 砒石　　B. 硼砂　　C. 炉甘石
D. 大蒜　　E. 猫爪草

8. 性温，能解毒消肿，杀虫止痢的药物是
9. 能化痰散结，解毒消肿的药物是

参考答案

最佳选择题：1. E　2. C　3. B　4. D　5. B　6. B　7. D

配伍选择题：8. D　9. E

主治及用法篇

【升药】　拔毒祛腐

用法：本品不作内服。其拔毒去腐力强，故不宜长期或大面积涂敷，腐肉已去，或脓水已净者忌用。

下篇　常用中成药

功效主治部分

章节概述

本章节历年考试的分值约占整个科目分值的59分，考试内容体现在功效、主治、药物组成及使用注意。功效占分比例最高约为32分，其次为主治约为23分，再复习中，可先理解性记忆主治，再通过主治推理，帮助记忆功效。并要结合药中成药的名称，以及体现出的中药来记忆功效和主治。在复习过程中，最好以看、读、写三种方式在复习，才可加深印象。应贯穿于整个考试复习过程中，做到每天都能学习强化，才能在考试中达到一个最佳的复习效果。

按照章节的药味数以及分值占比，在复习过程中应重点复习内科第3节表里双解剂，第4节泻下剂，第5节清热剂，第8节止咳平喘剂，第10节固涩剂，第11节补虚剂，第13节和解剂，第15节活血剂，第16节止血剂，第19节祛湿剂，以及妇科、儿科、耳鼻喉、口腔科常用中成药。这些章节的方剂味数占常用中成药的65%，分值占72%。

章节		内容	药味数	分值
第一章 内科常用中成药	第一节	解表剂	15首	2～4分
	第二节	祛暑剂	6首	1分
	第三节	表里双解剂	3首	0～1分
	第四节	泻下剂	9首	1～2分
	第五节	清热剂	15首	3分
	第六节	温里剂	7首	1分
	第七节	祛痰剂	7首	1～3分
	第八节	止咳平喘剂	20首	4～6分
	第九节	开窍剂	6首	1分
	第十节	固涩剂	5首	1分
	第十一节	补虚剂	34首	3～5分
	第十二节	安神剂	6首	1分
	第十三节	和解剂	3首	1分
	第十四节	理气剂	7首	1分
	第十五节	活血剂	21首	2～4分
	第十六节	止血剂	3首	1分
	第十七节	消导剂	4首	1～2分
	第十八节	治风剂	6首	0～1分
	第十九节	祛湿剂	14首	1～3分
	第二十节	蠲痹剂	11首	2分

续表

章节	内容	药味数	分值
第二章	外科、皮肤科常用中成药	16 首	3～4 分
第三章	妇科常用中成药	26 首	4～5 分
第四章	儿科常用中成药	22 首	4～6 分
第五章	眼科常用中成药	8 首	3 分
第六章	耳鼻喉、口腔科常用中成药	19 首	0～1 分
第七章	骨伤科常用中成药	7 首	1～2 分

第一章　内科常用中成药

第一节　解　表　剂

（一）辛温解表剂

【桂枝合剂】

功能：解肌发表，调和营卫

主治：感冒风寒表虚证。

【表实感冒颗粒】

功能：发汗解表，祛风散寒

主治：感冒风寒表实证

【感冒清热颗粒（口服液）】

功能：疏风散寒，解表清热

主治：风寒感冒

【正柴胡饮颗粒】

功能：发散风寒，解热止痛

主治：外感风寒所致的感冒

【经典试题——真题再现】

最佳选择题

1. 感冒清热颗粒除疏风散寒外，又能（2015年A型21题）

A. 解表清热　B. 解热止痛　C. 清热解毒

D. 清宣肺热　E. 宣肺止咳

答案：A

2. 正柴胡饮颗粒除发散风寒外，又能（2016年A型21题）

A. 利咽消肿　B. 活血止痛　C. 散结消肿

D. 凉血消肿　E. 解热止痛

答案：E

配伍选择题

A. 风寒感冒证　B. 风热感冒证

C. 暑湿感冒证　D. 外感风寒夹湿证

E. 外感风寒、内伤食积证

1. 感冒清热颗粒的主治是（2016年B型71题）

答案：A

（二）辛凉解表剂

【银翘解毒丸（颗粒，片，胶囊）】

功能：疏风解表，清热解毒

主治：风热感冒

【桑菊感冒片（颗粒、合剂）】

功能：疏风清热，宣肺止咳

主治：风热感冒初起

【双黄连口服液（颗粒，片，糖浆，合剂，胶囊）】

功能：疏风解表，清热解毒

主治：外感风热所致的感冒

【羚羊感冒胶囊（片）】

功能：清热解表

主治：流行性感冒属风热证

【莲花清瘟胶囊】

功能：清瘟解毒，宣肺泄热

主治：流行性感冒属热毒袭肺证

（三）解表胜湿剂

【九味羌活丸（颗粒、口服液）】

功能：疏风解表，散寒除湿

主治：外感风寒夹湿所致的感冒

【荆防颗粒（合剂）】

功能：解表散寒，祛风胜湿

主治：外感风寒夹湿所致的感冒

【午时茶颗粒】

功能：祛风解表，化湿和中

主治：外感风寒，内伤食积证

【经典试题——真题再现】

配伍选择题

A. 风寒感冒证　B. 风热感冒证

C. 暑湿感冒证　D. 外感风寒夹湿证

E. 外感风寒、内伤食积证

1. 荆防颗粒的主治是（2016年B型72题）

答案：D

（四）祛暑解表剂

【藿香正气水（片，颗粒，滴丸，口服液）】

功能：解表化湿，理气和中

主治：外感风寒，内伤湿滞或夏伤暑湿所致的感冒

【保济丸】

功能：解表，祛湿，和中

主治：暑湿感冒；晕车晕船

【经典试题——真题再现】

配伍选择题

A. 风寒感冒证　　B. 风热感冒证

C. 暑湿感冒证　　D. 外感风寒夹湿证

E. 外感风寒、内伤食积证

1. 保济丸的主治是（2016 年 B 型 73 题）

答案：C

多项选择题

2. 藿香正气水的功能是（2015 年 X 型 116 题）

A. 解表化湿　B. 疏散风热　C. 祛风清热

D. 温中止呃　E. 理气和中

答案：AE

（五）扶正解表剂

【参苏丸（胶囊）】

功能：益气解表，疏风散寒，祛痰止咳

主治：身体虚弱，感受风寒所致的感冒

（六）小结

本节的中成药主要治疗的疾病为感冒，针对不同的感冒可用以治疗的中成药为

风寒感冒——桂枝合剂（表虚证）；表实感冒颗粒（表实证）；感冒清热颗粒；正柴胡饮颗粒

风热感冒——银翘解毒丸；桑菊感冒片（初起）；双黄连口服液

风寒感冒+食积——午时茶颗粒

流行性感冒——羚羊感冒胶囊（风热证）；莲花清瘟胶囊（热毒袭肺证）

感冒夹湿证（风寒）——九味羌活丸；荆防颗粒

暑湿感冒——保济丸（可用于晕车晕船）

虚人感冒（风寒）——参苏丸

【单 元 测 试】

一、最佳选择题（A 型题）

每题 1 分。题干在前，选项在后。每道题的备选选项中，只有一个最佳答案，多选、错选或不选均不得分。

1. 风寒感冒患者宜选用的中成药是

A. 双黄连颗粒　　B. 莲花清瘟胶囊

C. 银翘解毒颗粒　　D. 桑菊感冒颗粒

E. 感冒清热颗粒

2. 能发散风寒，解热止痛的中成药是

A. 正柴胡饮颗粒　　B. 羚羊感冒片

C. 莲花清瘟胶囊　　D. 桑菊感冒片

E. 银翘解毒片

3. 治感冒风寒表虚证的中成药是

A. 银翘解毒片　　B. 桂枝合剂

C. 藿香正气水　　D. 桑菊感冒颗粒

E. 九味羌活丸

4. 感冒属风寒表实证者，宜首选的中成药是

A. 感冒清热颗粒　　B. 桑菊感冒片

C. 藿香正气水　　D. 表实感冒颗粒

E. 桂枝合剂

5. 某女，37 岁，素体虚弱，又因外感风寒而治感冒，症见恶寒发热，头痛鼻塞，咳嗽多痰，胸闷呕逆，乏力气短，医师处以参苏丸，是因其能

A. 解表，祛湿，和中

B. 发汗解表，祛风散寒

C. 益气解表，疏散风寒，祛痰止咳

D. 疏风解表，散寒除湿

E. 解肌发表，调和营卫

6. 可用于晕车晕船，具有解表祛湿和中功能的中成药是

A. 九味羌活丸　　B. 参苏丸

C. 午时茶颗粒　　D. 藿香正气水

E. 保济丸

7. 参苏丸主治

A. 暑湿蕴结所致的湿温　　B. 风热感冒

C. 身体虚弱，感受风寒所致的感冒

D. 感冒暑热秽浊之邪所致的中暑

E. 风寒感冒

8. 保济丸除了解表外，还可

A. 祛湿，和中　　B. 宣肺止咳

C. 清热解毒　　D. 解热止痛

E. 宣肺泄热

9. 藿香正气水的功能是

A. 清热解暑，祛湿生津

B. 解表化湿，理气和中

C. 解表散寒，宣肺止嗽

D. 清肺止咳，化痰通便

E. 祛暑除湿，和胃消食

10. 某女，27岁，因夏伤暑湿所致的感冒，症见头痛昏重，胸膈痞闷，脘腹胀痛，呕吐泄泻，宜首选的中成药是
A. 九味羌活丸　B. 午时茶颗粒
C. 藿香正气水　D. 双黄连口服液
E. 银翘解毒丸
11. 治疗外感风热的中成药是
A. 桂枝合剂　B. 表实感冒颗粒
C. 正柴胡饮　D. 双黄连口服液
E. 参苏饮
12. 治疗外感风寒夹湿的中成药是
A. 正柴胡饮颗粒　B. 午时茶颗粒
C. 桑菊感冒片　D. 九味羌活丸
E. 银翘解毒丸
13. 荆防颗粒适用于
A. 暑湿感冒　B. 风热感冒　C. 气虚外感
D. 外感风寒挟湿　E. 阴虚外感
14. 莲花清瘟胶囊除了清瘟解毒外，还可
A. 宣肺止咳　B. 祛湿，和中　C. 清热解毒
D. 宣肺泄热　E. 解热止痛
15. 治风热感冒初起，症见头痛，咳嗽，口干，咽痛的中成药是
A. 正柴胡饮颗粒　B. 午时茶颗粒
C. 桑菊感冒片　D. 九味羌活丸
E. 银翘解毒颗粒

二、配伍选择题（B型题）

每题1分。备选答案在前，试题在后。每组若干小题。备选项可重复选用，也可不选用。每组题均对应同一组备选答案，每题只有一个正确答案。

A. 疏风解表，散寒除湿
B. 疏风清热，宣肺止咳
C. 益气解表，疏风散寒
D. 疏风解表，清热解毒
E. 疏风散寒，解表清热
16. 九味羌活丸的功能是
17. 桑菊感冒片的功能
18. 银翘解毒丸的功能
A. 解肌发表，调和营卫
B. 发汗解表，祛风散寒
C. 疏风散寒，解表清热
D. 祛风解表，化湿和中
E. 清热解表
19. 桂枝合剂的功能是
20. 表实感冒颗粒的功能是
21. 感冒清热颗粒的功能是
22. 羚羊感冒片的功能是
23. 午时茶颗粒的功能是
A. 莲花清瘟胶囊　B. 九味羌活丸
C. 午时茶颗粒　D. 荆防颗粒　E. 参苏饮
24. 适用于流行性感冒属热毒袭肺证的中成药是
25. 适用于外感风寒，内伤食积证的中成药是
A. 参苏丸　B. 银翘解毒颗粒
C. 桂枝合剂　D. 九味羌活丸
E. 午时茶颗粒
26. 某女，25岁，感冒后恶寒，发热，无汗并伴有全身肢体酸痛，头重而痛，诊断为外感风寒夹湿所致的感冒，宜首选的中成药是
27. 某男，18岁，感冒后发热，头痛，咳嗽，口干，咽喉疼痛，自行服用正柴胡饮颗粒1日后，病情未见好转，故来医院就诊，诊为风热感冒，宜首选的中成药是
A. 参苏丸　B. 荆防颗粒
C. 桑菊感冒片　D. 双黄连口服液
E. 正柴胡饮颗粒
28. 解表散寒，祛风胜湿的中成药是
29. 疏风解表，清热解毒的中成药是
A. 桑菊感冒片　B. 保济丸
C. 莲花清瘟胶囊　D. 荆防颗粒
E. 正柴胡饮颗粒
30. 治流行性感冒属热毒袭肺证，宜首选的中成药是
31. 治外感风寒所致的感冒，宜首选的中成药是

三、多项选择题（X型题）

每题1分，题干在前，备选项在后。每道题备选项中至少有两个正确答案，多选，少选或不选不得分。

32. 参苏丸的功效是
A. 益气解表　B. 疏风散寒　C. 祛痰止咳
D. 清热解毒　E. 理气和中

参考答案

最佳选择题：1. E　2. A　3. B　4. D　5. C　6. E　7. C　8. A　9. B　10. C　11. D　12. D　13. D　14. D　15. C

配伍选择题：16. A　17. B　18. D　19. A　20. B　21. C　22. E　23. D　24. A　25. C　26. D　27. B　28. B　29. D　30. C　31. E

多项选择题：32. ABC

第二节　祛　暑　剂

（一）祛暑除湿剂

【六一散】

功能：清暑利湿

主治：感受暑湿所致的暑湿证

【甘露消毒丸】

功能：芳香化湿，清热解毒

主治：暑湿蕴结所致的湿温

【经典试题——真题再现】

最佳选择题

1. 六一散的功效是（2015 年 A 型 22 题）

A. 芳香化湿　B. 和中消食　C. 清暑利湿

D. 避瘟解毒　E. 健脾，祛暑

答案：C

（二）祛暑辟秽剂

【紫金锭（散）】

功能：辟瘟解毒，消肿止痛

主治：中暑，疔疮疖肿，痄腮，丹毒

（三）祛暑和中剂

【六合定中丸】

功能：祛暑除湿，和中消食

主治：夏伤暑湿，宿食停滞

【十滴水】

功能：健脾，祛暑

主治：中暑

【经典试题——真题再现】

最佳选择题

1. 六合定中丸除和胃消食外，又能（2016 年 A 型 22 题）

A. 辟瘟解毒　B. 祛暑除湿　C. 清热解毒

D. 益气生津　E. 祛风除湿

答案：B

（四）清暑益气剂

【清热益气丸】

功能：祛暑利湿，补气生津

主治：中暑受热，气津两伤

（五）小结

本节所治疗的都是感受暑邪所致的暑病

暑湿——六一散；甘露消毒丸

暑+肿——紫金锭

暑+脾胃——六合定中丸；十滴水

暑+气阴两虚——清暑益气丸

【单　元　测　试】

一、最佳选择题（A 型题）

每题 1 分。题干在前，选项在后。每道题的备选选项中，只有一个最佳答案，多选、错选或不选均不得分。

1. 具有清暑利湿的功能，常用于治疗感受暑湿所致的暑湿证的中成药是

A. 甘露消毒丸　B. 六一散

C. 六合定中丸　D. 紫金锭（散）

E. 桑菊感冒颗粒

2. 主治中暑发热，气津两伤，症见头晕身热，四肢倦怠，自汗心烦，咽干口渴的中成药是

A. 六合定中丸　B. 六一散

C. 清暑益气丸　D. 桑菊感冒颗粒

E. 紫金锭（散）

3. 紫金锭的主治

A. 外感风热所致的感冒

B. 暑湿蕴结所致的湿瘟

C. 痰湿停滞导致的咳嗽痰多，胸脘胀闷，恶心呕吐

D. 风温肺热，卫气同病

E. 感受暑热秽浊之邪所致的中暑

4. 十滴水除祛暑外，又能

A. 理气　B. 健脾　C. 和中

D. 利尿　E. 健胃

5. 甘露消毒丸除芳香化湿外，还具有的功能是

A. 清热解毒　B. 健胃　C. 补气生津

D. 和中消食　E. 消肿止痛

二、配伍选择题（B 型题）

每题 1 分。备选答案在前，试题在后。每组若干小题。备选项可重复选用，也可不选用。每组题均对应同一组备选答案，每题只有一个正确答案。

A. 六一散　　B. 紫金锭（散）
C. 六合定中丸　　D. 甘露消毒丸
E. 清暑益气丸

6. 具有辟瘟解毒，消肿止痛的功能的中成药是
7. 具有祛暑除湿，和中消食的功能的中成药
8. 具有祛暑利湿，补气生津的功能的中成药是

A. 九制大黄丸　　B. 葛根芩连丸
C. 麻仁胶囊　　D. 甘露消毒丸
E. 十滴水

9. 主治中暑所致头晕，恶心，腹痛，胃肠不适的中成药是
10. 主治暑湿蕴藉所致的湿温的中成药是

A. 六一散　B. 十滴水　C. 六合定中丸
D. 清暑益气丸　E. 紫金锭

11. 主治夏伤暑湿，宿食停滞的中成药是
12. 主治中暑发热，气津两伤证的中成药是
13. 主治感受暑湿所致的暑湿证的中成药是

参考答案

最佳选择题：1. B　2. C　3. E　4. E　5. A
配伍选择题：6. B　7. C　8. E　9. E　10. D　11. C　12. D　13. A

第三节　表里双解剂

（一）解表清里剂

【葛根芩连丸（微丸）】

功能：解肌透表，清热解毒，利湿止泻

主治：湿热蕴结所致的泄泻腹痛，以及风热感冒

【双清口服液】

功能：疏透表邪，清热解毒

主治：风温肺热，卫气同病

（二）解表攻里剂

【防风通圣丸】

功能：解表通里　清热解毒

主治：外寒内热，表里俱实证

【经典试题——真题再现】

配伍选择题

A. 黛蛤散　B. 新雪颗粒　C. 牛黄至宝丸
D. 防风通圣丸　E. 清胃黄连片

1. 某男，19 岁，感冒五天，服羚羊感冒片不见缓解，症见恶寒壮热，头痛咽干，小便短赤，大便秘结，证属外寒内热，表里俱实，宜选用的成药是（2015 年 B 型 71 题）

答案：D

（三）小结

本节的中成药主要用于治疗表里同病
湿热泄泻+风热感冒——葛根芩连丸
卫气同病——双清口服液
表里俱实——防风通圣丸

【单 元 测 试】

一、最佳选择题（A 型题）

每题 1 分。题干在前，选项在后。每道题的备选选项中，只有一个最佳答案，多选、错选或不选均不得分。

1. 解表清里剂中常用中成药葛根芩连丸的功能是
A. 解表通里，清热解毒
B. 解表化湿，理气和中
C. 解肌透表，清热解毒，利湿止泻
D. 疏风解表，散寒除湿
E. 疏透表邪，清热解毒

2. 主治湿热蕴结所致的泄泻腹痛，便黄而黏，肛门灼热，以及风热感冒所致的发热恶风，头痛身痛的中成药是
A. 感冒清热颗粒　　B. 双清口服液
C. 葛根芩连丸　　D. 防风通圣丸
E. 正柴胡饮颗粒

3. 用于治疗风温肺热，卫气同病，症见发热，微恶风寒，咳嗽，痰黄，头痛，口渴的中成药是
A. 感冒清热颗粒　　B. 双清口服液
C. 葛根芩连丸　　D. 防风通圣丸
E. 正柴胡饮颗粒

4. 汗下与清利共施，功能解表通里，清热解毒，主治外寒内热，表里俱实之证的中成药是
A. 葛根芩连丸　　B. 双清口服液

C. 防风通圣丸　　D. 保济丸
E. 正柴胡饮颗粒

二、配伍选择题（B型题）

每题1分。备选答案在前，试题在后。每组若干小题。备选项可重复选用，也可不选用。每组题均对应同一组备选答案，每题只有一个正确答案。

A. 解表通里，清热解毒
B. 疏表透邪，清热解毒
C. 清热解毒，利湿止泻
D. 解表化湿　　E. 清肺止咳

5. 防风通圣丸的功能是
6. 双清口服液的功能是

参考答案

最佳选择题：1. C　2. C　3. B　4. C
配伍选择题：5. A　6. B

第四节　泻　下　剂

（一）寒下剂

【通便宁片】

功能：宽中理气，泻下通便
主治：肠胃实热积滞所致的便秘

【当归龙荟丸】

功能：泻火通便
主治：肝胆火旺证

【九制大黄丸】

功能：泻下导滞
主治：胃肠积滞所致的便秘

（二）润下剂

【麻仁胶囊（软胶囊，丸）】

功能：润肠通便
主治：肠热津亏所致的便秘

【增液口服液】

功能：养阴生津，增液润燥
主治：高热后，阴津亏损所致的便秘

【通便灵胶囊】

功能：泻热导滞，润肠通便
主治：热结便秘，长期卧床便秘，一时性腹胀便秘，老年习惯性便秘

【苁蓉通便口服液】

功能：滋阴补肾，润肠通便
主治：中老年人，病后产后等虚性便秘及习惯性便秘

【经典试题——真题再现】

最佳选择题

1. 某男，30岁，高热后大便秘结，兼见口渴咽干，口唇干裂，舌红少津，宜选用的成药是（2015年A型23题）

A. 舟车丸　　B. 增液口服液
C. 当归龙荟丸　　D. 九制大黄丸
E. 通便灵胶囊

答案：B

多项选择题

2. 苁蓉通便口服液的功能是（2015年X型117题）

A. 滋阴补肾　B. 润肠通便　C. 清热通便
D. 养阴清热　E. 活血润燥

答案：AB

（三）峻下剂

【舟车丸】

功能：行气逐水
主治：水停气滞所致的水肿

【经典试题——真题再现】

最佳选择题

1. 舟车丸的功能是（2016年A型23题）

A. 润肠通便　B. 活血通便　C. 行气逐水
D. 泻火通便　E. 健脾利湿

答案：C

（四）通腑降浊

【尿毒清颗粒】

功能：通腑降浊，健脾利湿，活血化瘀
主治：脾肾亏损，湿浊内停，瘀血阻滞证。以及慢性肾功能衰竭

（五）小结

本节的中成药主要是以治疗里实所致的各种病证，在选择用药的时候要关注每个药物的特点

胃肠热——通便宁片、九制大黄丸
肝胆火——当归龙荟丸
津亏——麻仁胶囊；增液口服液（高热后）
虚人便秘——苁蓉通便口服液

水肿——舟车丸
慢性肾功能衰竭——尿毒清颗粒

【单 元 测 试】

一、最佳选择题（A 型题）

每题 1 分。题干在前，选项在后。每道题的备选选项中，只有一个最佳答案，多选、错选或不选均不得分。

1. 某女，55 岁，因肠胃实热积滞所致的便秘，症见大便秘结，腹痛拒按，腹胀纳呆，口干苦，小便短赤，舌红苔黄，脉弦滑数，适宜的中成药是
A. 通便宁片　B. 当归龙荟丸
C. 九制大黄丸　D. 麻仁胶囊
E. 增液口服液
2. 由于水停气滞水肿，症见蓄水腹胀，四肢浮肿，胸腹胀满，停饮喘急，大便秘结，小便短少时宜首选的中成药是
A. 通便宁片　B. 九制大黄丸
C. 麻仁胶囊　D. 舟车丸
E. 尿毒清颗粒
3. 可治疗中老年人，病后，产后虚性便秘的通便类中成药是
A. 增液口服液　B. 通便灵胶囊
C. 苁蓉通便口服液　D. 当归龙荟丸
E. 通便宁片
4. 主治热结便秘，长期卧床便秘，一时性腹胀便秘，老年习惯性便秘的中成药是
A. 增液口服液　B. 麻仁胶囊
C. 舟车丸　D. 九制大黄丸
E. 通便灵胶囊
5. 治肠热津亏所致的便秘，宜首选的中成药是
A. 九制大黄丸　B. 舟车丸
C. 麻仁胶囊　D. 增液口服液
E. 苁蓉通便口服液
6. 除润肠通便作用外，还具有泻热导滞作用的中成药是
A. 尿毒清颗粒　B. 通便灵胶囊
C. 九制大黄丸　D. 麻仁胶囊
E. 苁蓉通便口服液
7. 尿毒清颗粒除通腑降浊外，又能
A. 养阴生津　B. 滋阴补肾　C. 泻热导滞
D. 健脾利湿，活血化瘀　E 宽中理气
8. 胃肠积滞所致的便秘应选用的中成药是
A. 通便宁片　B. 九制大黄丸
C. 当归龙荟丸　D. 麻仁胶囊
E. 苁蓉通便口服液
9. 某男，55 岁，因肝胆火旺所致的心烦不宁，头晕目眩，耳鸣耳聋，胁肋疼痛，脘腹胀痛，大便秘结，宜首选的中成药是
A. 麻仁胶囊　B. 通便灵胶囊
C. 九制大黄丸　D. 舟车丸
E. 当归龙荟丸

二、配伍选择题（B 型题）

每题 1 分。备选答案在前，试题在后。每组若干小题。备选项可重复选用，也可不选用。每组题均对应同一组备选答案，每题只有一个正确答案。

A. 泻下导滞　B. 养阴生津，增液润燥
C. 滋阴补肾，润肠通便　D. 行气逐水
E. 泻火通便
10. 九制大黄丸的功效是
11. 增液口服液的功效是
12. 苁蓉通便口服液的功效是
13. 舟车丸的功效是
A. 泻火通便　B. 润肠通便
C. 理气通便　D. 健脾益气，润肠通便
E. 宽中理气，泻下通便
14. 麻仁胶囊的功能是
15. 通便宁片的功能是
16. 当归龙荟丸的功能是

参考答案

最佳选择题：1. A　2. D　3. C　4. E　5. C　6. B　7. D　8. B　9. E
配伍选择题：10. A　11. B　12. C　13. D　14. B　15. E　16. A

第五节 清 热 剂

（一）清热泻火解毒剂

【龙胆泻肝丸（颗粒，口服液）】
功能：清肝胆，利湿热
主治：肝胆湿热证

【黄连上清片（丸）】
功能：散风清热，泻火止痛

主治：风热上攻，肺胃热盛证

【一清颗粒（胶囊）】

功能：清热泻火解毒，化瘀凉血止血

主治：火毒血热证

【黛蛤散】

功能：清肝利肺，降逆除烦

主治：肝火犯肺证

【牛黄上清胶囊（片，丸）】

功能：清热泻火，散风止痛

主治：热毒内盛，风火上攻证

【清胃黄连丸（片）】

功能：清胃泻火，解毒消肿

主治：肺胃火盛证

【牛黄解毒胶囊（片，丸，软胶囊）】

功能：清热解毒

主治：火热内盛证

【牛黄至宝丸】

功能：清热解毒，泻火通便

主治：胃肠积热证

【新雪颗粒】

功能：清热解毒

主治：外感热病，热毒壅盛证

【芩连片】

功能：清热解毒，消肿止痛

主治：脏腑蕴热证

【导赤丸】

功能：清热泻火，利尿通便

主治：火热内盛所致口舌生疮，小便短赤

【板蓝根颗粒（茶，糖浆）】

功能：清热解毒，凉血利咽

主治：肺胃热盛所致的咽喉肿痛

【清热解毒口服液】

功能：清热解毒

主治：热毒壅盛证

【经典试题——真题再现】

最佳选择题

1. 某男，35 岁因肝胆湿热而导致头晕目赤，耳鸣，耳肿疼痛，胁痛口苦，尿赤涩痛。宜选用的成药是（2015 年 A 型 24 题）

A. 黄连上清丸　　B. 一清颗粒
C. 牛黄解毒片丸　　D. 龙胆泻肝丸
E. 牛黄至宝丸

答案：D

2. 某男，30 岁，因火热内盛而导致口舌生疮，咽喉疼痛，心胸烦热，小便短赤，大便秘结，需要清热泻火，利尿通便，宜选用的成药是（2016 年 A 型 24 题）

A. 芩连片　　B. 十滴水　　C. 西黄丸
D. 导赤丸　　E. 新雪颗粒

答案：D

配伍选择题

A. 黛蛤散　　B. 新雪颗粒　　C. 牛黄至宝丸
D. 防风通圣丸　　E. 清胃黄连片

3. 某男，24 岁，牙龈肿痛三天，兼见口舌生疮，咽喉肿痛，证属肺胃火盛，宜选用的成药是（2015 年 B 型 72 题）

4. 某女，55 岁，头痛眩晕一周，兼见目赤耳鸣，口燥咽干，大便秘结，证属胃肠积热，宜选用的成药是（2015 年 B 型 73 题）

答案：EC

A. 芩连片　　B. 黛蛤散　　C. 西黄丸
D. 一清颗粒　　E. 牛黄至宝丸

5. 某男，50 岁，近因肝火犯肺而致头晕耳鸣，咳嗽吐衄，痰多黄稠，咽膈不利，口渴心烦。治当清肝利肺、降逆除烦，宜选用的成药是（2016 年 B 型 74 题）

6. 某女，35 岁，近因火毒血热而致身热烦躁，目赤口疮，咽喉及牙龈肿痛，大便秘结，咯血，衄血，治当清热泻火解毒、化瘀凉血止血，宜选用的成药是（2016 年 B 型 75 题）

答案：BD

（二）解毒消癥剂

【抗癌平丸】

功能：清热解毒，散瘀止痛

主治：消化道肿瘤

【西黄丸】

功能：清热解毒，消肿散结

主治：痈疽疔毒，瘰疬，流注，癌肿

（三）小结

本节中成药主要是治疗里热证，要关注病位

肝胆湿热——龙胆泻肝汤

肺胃热盛——黄连上清片；清胃黄连丸（火盛）；板蓝根颗粒（咽喉肿痛）

血热——一清颗粒
肝火犯肺——黛蛤散
胃肠积热——牛黄至宝丸
心火下移小肠——导赤丸
消化道肿瘤——抗癌平丸

【单元测试】

一、最佳选择题（A 型题）

每题 1 分。题干在前，选项在后。每道题的备选选项中，只有一个最佳答案，多选、错选或不选均不得分。

1. 能清肝利肺，降逆除烦的中成药是
A. 黛蛤散　B. 牛黄至宝丸
C. 玄麦甘桔颗粒　D. 板蓝根颗粒
E. 桂林西瓜霜
2. 具有清肝胆，利湿热功能的中成药是
A. 龙胆泻肝丸　B. 黄连上清片
C. 一清颗粒　D. 牛黄上清胶囊
E. 黛蛤散
3. 主治脏腑蕴热，具有清热解毒，消肿止痛功能的中成药是
A. 导赤丸　B. 牛黄至宝丸
C. 芩连丸　D. 板蓝根颗粒
E. 清热解毒口服液
4. 牛黄上清胶囊的功能是
A. 清热泻火解毒，化瘀凉血止血
B. 清热泻火，散风止痛
C. 清肝利肺，降逆除烦
D. 清胃泻火，解毒消肿
E. 清热解毒
5. 牛黄至宝丸除清热解毒外，还具有的功能是
A. 泻火通便　B. 凉血止血
C. 宽中理气　D. 祛痰止咳　E. 泻下导滞
6. 某女，47 岁，因火热内盛所致的咽喉肿痛，牙龈肿痛，口舌生疮，目赤肿痛，治当清热解毒，宜首选的中成药
A. 板蓝根颗粒　B. 一清颗粒
C. 龙胆泻肝丸　D. 牛黄解毒胶囊
E. 黛蛤散
7. 西黄丸除清热解毒外，还具有的功能是
A. 消肿散结　B. 利尿通便　C. 散风止痛
D. 降逆除烦　E. 利咽

二、配伍选择题（B 型题）

每题 1 分。备选答案在前，试题在后。每组若干小题。备选项可重复选用，也可不选用。每组题均对应同一组备选答案，每题只有一个正确答案。

A. 清肝胆，利湿热
B. 散风清热，泻火止痛
C. 散风止痛
D. 清热解毒，凉血利咽
E. 化瘀凉血止血
8. 黄连上清片的功能是
9. 板蓝根颗粒的功能是
A. 化瘀凉血止血　B. 消肿止痛
C. 理气　D. 利尿通便　E. 缓急止痛
10. 一清颗粒除了清热泻火解毒外，还具有功能是
11. 芩连片除了清热解毒外还具有的功能是
12. 导赤丸除了清热泻火外还具有的功能是
A. 新雪颗粒　B. 黛蛤散
C. 牛黄至宝丸　D. 导赤丸
E. 清胃黄连片
13. 某男，24 岁，牙龈肿痛 3 天，兼见口舌生疮，咽喉肿痛。证属肺胃火盛，宜首选的中成药是
14. 某女，55 岁，头痛眩晕一周，兼见目赤耳鸣，口燥咽干，大便燥结，证属胃肠炽热，宜首选的中成药是
A. 新雪颗粒　B. 导赤丸　C. 板蓝根
D. 抗癌平丸　E. 西黄丸
15. 外感热病，热毒壅盛证适宜的中成药是
16. 火热内盛所致口舌生疮，小便短赤适宜的中成药是
17. 肺胃热盛所致的咽喉肿痛适宜的中成药是
18. 消化道肿瘤适宜的中成药是
19. 痈疽疔毒，瘰疬，流注，癌肿适宜的中成药是
A. 龙胆泻肝丸　B. 黄连上清片
C. 一清颗粒　D. 黛蛤散
E. 牛黄上清胶囊
20. 风热上攻，肺胃热盛证适宜的中成药是
21. 火毒血热证适宜的中成药是
22. 肝火犯肺证适宜的中成药是

23. 热毒内盛，风火上攻证适宜的中成药是
A. 清胃泻火，解毒消肿　B. 清热解毒
C. 清热解毒，散瘀止痛
D. 清热泻火，散风止痛
E. 清热解毒，泻火通便
24. 清胃黄连丸的功能是
25. 新雪颗粒的功能是
26. 清热解毒口服液的功能是
27. 抗癌平丸的功能是

参考答案

最佳选择题：1. A　2. A　3. C　4. B　5. A　6. D　7. A

配伍选择题：8. B　9. D　10. A　11. B　12. D　13. E　14. C　15. A　16. B　17. C　18. D　19. E　20. B　21. C　22. D　23. E　24. A　25. B　26. B　27. C

第六节　温　里　剂

（一）温中散寒剂

【理中丸（党参理中丸）】

功能：温中散寒，健胃

主治：脾胃虚寒证，呕吐泄泻，胸满腹痛，消化不良

【小建中合剂】

功能：温中补虚，缓急止痛

主治：脾胃虚寒所致的脘腹疼痛，喜温喜按，嘈杂吞酸，食少

【良附丸】

功能：温胃理气

主治：寒凝气滞证

【香砂养胃颗粒（丸）】

功能：温中和胃

主治：胃阳不足，湿阻气滞证

【附子理中丸】

功能：温中健脾

主治：脾胃虚寒证

【香砂平胃丸（颗粒）】

功能：理气化湿，和胃止痛

主治：湿浊中阻，脾胃不和证

【经典试题——真题再现】

最佳选择题

1. 某女 63 岁，患胃病多年，症见脘腹疼痛，喜温喜按，嘈杂吞酸，食少，证属脾胃虚寒，宜选用的成药是（2015 年 A 型 25 题）
A. 良附丸　B. 香砂养胃丸
C. 香砂平胃丸　D. 附子理中丸
E. 小建中合剂

答案：E

2. 某男，50 岁，患胃病多年，症见脘腹冷痛，呕吐泄泻，手足不温。证属脾胃虚寒，宜选用的成药是（2016 年 A 型 25 题）
A. 右归丸　B. 良附丸　C. 四逆汤
D. 香砂养胃丸　E. 附子理中丸

答案：E

（二）回阳救逆

【四逆汤】

功能：温中祛寒，回阳救逆

主治：阳虚欲脱证

（三）小结

本节的中成药主要用于治疗里寒证，应关注病位及伴随证状

脾胃虚寒证——理中丸（健胃）；小建中合剂（补虚）；附子理中丸（健胃）

寒凝气滞——良附丸

湿阻气滞——香砂养胃颗粒（胃阳不足）；香砂平胃丸（脾胃不和）

阳虚欲脱——四逆汤

【单 元 测 试】

一、最佳选择题（A 型题）

每题 1 分。题干在前，选项在后。每道题的备选选项中，只有一个最佳答案，多选、错选或不选均不得分。

1. 具有温中和胃功能的常用中成药是
A. 香砂平胃丸　B. 良附丸
C. 小建中合剂　D. 香砂养胃颗粒
E. 四逆汤
2. 四逆汤除了回阳救逆还有的功能是
A. 温胃理气　B. 温中补虚　C. 温中祛寒

D. 理气化湿　　E. 和胃止痛

3. 阳虚欲脱，冷汗自出，四肢厥逆，下利清谷，脉微欲绝，应选用的中成药是

A. 四逆汤　　B. 党参理中丸

C. 附子理中丸　　D. 小青龙胶囊

E. 小建中合剂

4. 良附丸的功能是

A. 温胃理气　B. 温中祛寒　C. 温中补虚

D. 和胃止痛　E. 理气化湿

5. 具有温中补虚，缓急止痛功能的中成药是

A. 良附丸　　B. 人参保肺丸

C. 党参理中丸　　D. 小建中合剂

E. 四逆汤

6. 主治脾胃虚寒，呕吐泄泻，胸满腹痛，消化不良的中成药是

A. 小建中合剂　　B. 四逆汤

C. 良附丸　　D. 理中丸

E. 香砂养胃颗粒

7. 某男，30 岁，患胃溃疡一周，症见脘腹疼痛，喜温喜按，嘈杂吞酸，食少，宜首选的中成药是

A. 香砂养胃颗粒　　B. 四逆汤

C. 小建中合剂　　D. 附子理中丸

E. 良附丸

二、配伍选择题（B 型题）

每题 1 分。备选答案在前，试题在后。每组若干小题。备选项可重复选用，也可不选用。每组题均对应同一组备选答案，每题只有一个正确答案。

A. 温中祛寒，回阳救逆

B. 理气化湿，和胃止痛

C. 温中补虚，缓急止痛

D. 温中散寒，健胃

E. 温中健脾

8. 附子理中丸的功能是

9. 党参理中丸的功能是

10. 香砂平胃丸的功能是

A. 附子理中丸

B. 理中丸（党参理中丸）

C. 小建中合剂　　D 香砂养胃颗粒

E. 香砂平胃丸

11. 治胃阳不足，湿阻气滞所致的胃痛，痞满，宜首选的中成药是

12. 治脾胃虚寒所致的脘腹疼痛，呕吐泄泻，手足不温，宜首选的中成药是

A. 良附丸　　B. 香砂平胃丸

C. 附子理中丸　　D. 四逆汤

E. 香砂养胃颗粒

13. 湿浊中阻，脾胃不和证适宜的中成药是

14. 寒凝气滞证适宜的中成药是

参考答案

最佳选择题：1. D　2. C　3. A　4. A　5. D　6. D　7. C

配伍选择题：8. E　9. D　10. B　11. D　12. A　13. B　14. A

第七节　祛　痰　剂

（一）燥湿化痰剂

【二陈丸】

功能：燥湿化痰，理气和胃

主治：痰湿停滞证

【橘贝半夏颗粒】

功能：化痰止咳，宽中下气

主治：痰气阻肺

（二）清热化痰剂

【礞石滚痰丸】

功能：逐痰降火

主治：痰火扰心证

【清气化痰丸】

功能：清肺化痰

主治：痰热阻肺证

【复方鲜竹沥液】

功能：清热化痰，止咳

主治：痰热咳嗽，痰黄黏稠

（三）化痰息风剂

【半夏天麻丸】

功能：健脾祛湿，化痰息风

主治：脾虚湿盛，痰浊内阻证

（四）化痰散结剂

【消瘿丸】

功能：散结消瘿

主治：痰火郁结证

【经典试题——真题再现】

配伍选择题

A. 燥湿化痰　B. 化痰通便　C. 健脾补肾

D. 化痰，息风　E. 化痰，止嗽

1. 二陈丸除理气和胃外，又能（2016 年 B 型 76 题）

答案：A

多项选择题

2. 某女，50 岁，体胖，患高血压病，证属脾虚湿盛、痰浊内阻，如蒙如裹，胸脘闷闷。医师处以半夏天麻丸，此因该成药的（2016 年 X 型 116 题）

A. 健脾　B. 祛湿　C. 潜阳

D. 化痰　E. 息风

答案：ABDE

（五）小结

本小结的中成药主要治疗与痰有关的病证，要关注热，火，湿浊的辨证

痰湿——二陈丸（停滞）；橘贝半夏颗粒（阻肺）；半夏天麻丸

痰火——礞石礞痰丸；消瘿丸

痰热——清气化痰丸；复方鲜竹沥液

【单 元 测 试】

一、最佳选择题（A 型题）

每题 1 分。题干在前，选项在后。每道题的备选选项中，只有一个最佳答案，多选、错选或不选均不得分。

1. 二陈丸的功效是

A. 燥湿化痰，理气和胃

B. 化痰止咳，宽中下气

C. 逐痰降火　D. 清热化痰，止咳

E. 健脾祛湿，化痰息风

2. 痰火扰心所致的癫狂惊悸，或喘咳痰稠，大便秘结应该选用的常用中成药是

A. 清气化痰丸　B. 消瘿丸

C. 复方鲜竹沥液　D. 礞石滚痰丸

E. 半夏天麻丸

3. 复方鲜竹沥液的功能是

A. 清热化痰，止咳　B. 清肺化痰

C. 逐痰降火　D. 散结消瘿

E. 化痰止咳，宽中下气

4. 某男，37 岁，因痰湿停滞导致咳嗽痰多，胸脘胀闷，恶心呕吐，宜选用的中成药是

A. 二陈丸　B. 橘贝半夏颗粒

C. 礞石滚痰丸　D. 复方鲜竹沥液

E. 清气化痰丸

5. 某女，40 岁，患单纯型地方性甲状腺肿，症见瘿瘤初起，宜选用中成药的功能是

A. 健脾祛湿，化痰息风

B. 清热化痰，止咳

C. 化痰止咳，宽中下气

D. 燥湿化痰，理气和胃

E. 散结消瘿

二、配伍选择题（B 型题）

每题 1 分。备选答案在前，试题在后。每组若干小题。备选项可重复选用，也可不选用。每组题均对应同一组备选答案，每题只有一个正确答案。

A. 燥湿化痰，理气和胃

B. 健脾祛湿，化痰息风

C. 清肺化痰　D. 宽中下气　E. 散结消瘿

6. 半夏天麻丸的功能是

7. 橘贝半夏颗粒除了化痰止咳还具有的功能是

A. 痰火扰心　B. 痰热阻肺

C. 痰火郁结所致的瘿瘤初起

D. 痰湿停滞　E. 风痰上扰

8. 消瘿丸的主治是

9. 清气化痰丸的主治是

A. 半夏天麻丸　B. 蛇胆川贝散

C. 复方鲜竹沥液　D. 橘贝半夏颗粒

E. 礞石滚痰丸

10. 治脾虚湿盛，风痰上扰所致的眩晕，头痛，如蒙如裹，胸脘满闷，宜首选

11. 治痰气阻肺，咳嗽痰多，胸闷气急，宜首选

12. 治痰热咳嗽，痰黄黏稠，宜首选

A. 逐痰降火　B. 清肺化痰

C. 清热化痰，止咳

D. 化痰止咳，宽中下气

E. 健脾祛湿，化痰息风

13. 礞石滚痰丸的功效是

14. 清气化痰丸的功效是

参考答案

最佳选择题：1. A　2. D　3. A　4. A　5. E

配伍选择题：6. B　7. D　8. C　9. B　10. A　11. D　12. C　13. A　14. B

第八节　止咳平喘剂

（一）散寒止咳剂

【通宣理肺丸（胶囊，口服液，片，颗粒，膏）】

功能：解表散寒，宣肺止嗽

主治：风寒束表，肺气不宣所致的感冒咳嗽

【杏苏止咳颗粒（糖浆，口服液）】

功能：宣肺散寒，止咳祛痰

主治：风寒感冒咳嗽，气逆

（二）清肺止咳剂

【清肺抑火丸】

功能：清肺止咳，化痰通便

主治：痰热阻肺所致的咳嗽

【蛇胆川贝散（胶囊，软胶囊）】

功能：清肺，止咳，祛痰

主治：肺热咳嗽，痰多

【橘红丸（片，颗粒，胶囊）】

功能：清肺，化痰，止咳

主治：痰热咳嗽，痰多，色黄黏稠

【急支糖浆】

功能：清热化痰，宣肺止咳

主治：外感风热所致的咳嗽

【强力枇杷露（胶囊）】

功能：清热化痰，敛肺止咳

主治：痰热伤肺所致的咳嗽经久不愈，痰少而黄或干咳无痰

【川贝止咳露】

功能：止嗽祛痰

主治：风热咳嗽，痰多上气或燥咳

【经典试题——真题再现】

最佳选择题

1. 咳嗽属于外感风热者，宜选用的成药是（2015 年 A 型 27 题）

A. 急支糖浆　　B. 小青龙合剂

C. 养阴清肺膏　　D. 苏子降气丸

E. 蛇胆川贝散

答案：A

2. 橘红丸除清肺、化痰外，又能（2016 年 A 型 26 题）

A. 止咳　　B. 通便　　C. 散风

D. 平喘　　E. 祛瘀

答案：A

（三）润肺止咳剂

【养阴清肺膏（糖浆，口服液，丸）】

功能：养阴润燥，清肺利咽

主治：阴虚燥咳，咽喉干痛，干咳少痰

【二母宁嗽丸】

功能：清肺润燥，化痰止咳

主治：燥热蕴肺所致的咳嗽

【蜜炼川贝枇杷膏】

功能：清热润肺，化痰止咳

主治：肺燥咳嗽

【经典试题——真题再现】

配伍选择题

A. 清热化痰，降气平喘

B. 清肺止咳，化痰

C. 清热化痰，敛肺止咳

D. 清热化痰，宣肺之咳

E. 清肺润燥，化痰止咳

1. 二母宁嗽丸的功效（2015 年 B 型 74 题）

2. 强力枇杷露的功效是（2015 年 B 型 75 题）

答案：1. E　2. C

（四）发表化饮平喘剂

【青龙胶囊（合剂，颗粒，糖浆）】

功能：解表化饮，止咳平喘

主治：风寒水饮

【桂龙咳喘宁胶囊】

功能：止咳化痰，降气平喘

主治：外感风寒，痰湿内阻引起的咳嗽

（五）泄热平喘剂

【止嗽定喘口服液】

功能：辛凉宣泄，清肺平喘

主治：表寒里热，身热口渴，咳嗽痰盛，喘促气逆

【经典试题——真题再现】

综合分析题

某男，48岁，突患急性支气管炎，症见身热口渴，咳嗽痰盛，喘促气逆，胸膈满闷，医师诊断为表寒里热之咳喘。

1. 根据医师判断，适宜患者服用的成药是（2016年C型104题）

A. 蠲哮片　B. 杏苏止咳颗粒

C. 蛤蚧定喘胶囊　D. 桂龙咳喘宁胶囊

E. 止嗽定喘口服液

答案：E

2. 用药5天后，喘促气逆虽已，但见咳嗽痰黄黏稠，口干咽痛，大便干燥，诊其证转为痰热阻肺，治当清肺止咳，化痰通便，此时宜选用的成要是（2016年C型105题）

A. 川贝止咳散　B. 蛇胆川贝散

C. 清肺抑火丸　D. 清宣止咳颗粒

E. 复方鲜竹沥液

答案：C

3. 又用药7天，口干咽痛、大便干燥、痰黄黏稠症虽已，当仍咳嗽痰多、胸闷气急，其证转为痰气阻肺，治当化痰止渴、宽中下气，此时宜选用的成药是（2016年C型106题）

A. 急支糖浆　B. 通宣理肺丸

C. 强力枇杷露　D. 橘贝半夏颗粒

E. 蜜炼川贝枇杷膏

答案：D

（六）化痰平喘剂

【降气定喘丸】

功能：降气定喘，祛痰止咳

主治：痰浊阻肺所致的咳嗽痰多，气逆喘促

【蠲哮片】

功能：泻肺除壅，涤痰祛瘀，利气平喘

主治：支气管哮喘急性发作期痰瘀伏肺证

（七）补肺平喘剂

【人参保肺丸】

功能：益气补肺，止嗽定喘

主治：肺气亏虚，肺失宣降所致的虚劳久嗽，气短喘促

（八）纳气平喘剂

【苏子降气丸】

功能：降气化痰，温肾纳气

主治：上盛下虚，气逆痰壅证

【七味都气丸】

功能：补肾纳气，涩精止遗

主治：肾不纳气证

【固本喘咳片】

功能：益气固表，健脾补肾

主治：脾虚痰盛，肾气不固证

【蛤蚧定喘丸】

功能：滋阴清肺，止咳平喘

主治：肺肾两虚，阴虚肺热证

【经典试题——真题再现】

配伍选择题

A. 益气补肺，止嗽定喘

B. 补肾纳气，涩精止遗

C. 益气固表，健脾补肾

D. 滋阴润肺，止咳平喘

E. 清肺润燥，化痰止咳

1. 七味都气丸的功效是（2015年B型76题）

2. 固本咳喘片的功效是（2015年B型77题）

3. 蛤蚧定喘胶囊的功效是（2015年B型78题）

答案：1. B　2. C　3. D

（九）小结

本节的中成药主要治疗咳嗽气喘证，要关寒热燥的辨证，以及病位的辨证

寒——通宣理肺丸（感冒）；杏苏止咳颗粒（气逆）；小青龙胶囊（水饮）；桂龙咳喘宁胶囊

热——清肺抑火丸；蛇胆川贝散；橘红丸；急支糖浆；强力枇杷露；川贝止咳露

燥——养阴清肺膏；二母宁嗽丸；蜜炼川贝枇杷膏

肺虚——人参保肺丸

肾虚——苏子降气丸；七味都气丸

脾肾虚——固本咳喘片

肺肾——蛤蚧定喘丸

【单　元　测　试】

一、最佳选择题（A型题）

每题1分。题干在前，选项在后。每道题

的备选选项中，只有一个最佳答案，多选、错选或不选均不得分。

1. 急支糖浆的功能
A. 清肺止咳　化痰通便
B. 清热化痰，宣肺止咳
C. 清热化痰，敛肺止咳
D. 清热润肺，化痰止咳
E. 养阴润燥，清肺利咽

2. 通宣理肺丸的功能是
A. 养阴润燥，清肺利咽
B. 清肺，化痰，止咳
C. 润肺止咳，化痰通便
D. 解表散寒，宣肺止嗽
E. 清肺，止咳，祛痰

3. 主治风寒感冒咳嗽，气逆的中成药是
A. 养阴清肺膏　B. 苏子降气丸
C. 蜜炼川贝枇杷膏　D. 杏苏止咳糖浆
E. 橘红丸

4. 患者，男，45 岁，症见咳嗽，痰黄黏稠，口干咽痛，大便干燥，证属痰热阻肺，宜首选的中成药是
A. 蛇胆川贝散　B. 清肺抑火丸
C. 橘红丸　D. 强力枇杷露
E. 急支糖浆

5. 具有解表化饮，止咳平喘功能的是
A. 二陈丸　B. 橘贝半夏颗粒
C. 止嗽定喘口服液　D. 桂龙咳喘宁颗粒
E. 小青龙胶囊

6. 患者，女，43 岁，症见咽喉干痛，干咳少痰，偶尔痰中带血，证属阴虚燥咳，宜首选的中成药是
A. 急支糖浆　B. 蜜炼川贝枇杷膏
C. 小青龙胶囊　D. 养阴清肺膏
E. 川贝止嗽露

7. 止嗽定喘口服液除清肺平喘外，还可
A. 辛凉宣泄　B. 降气定喘　C. 解表化饮
D. 化痰通便　E. 降气化痰

8. 主治风热咳嗽，痰多上气的中成药是
A. 川贝止咳露　B. 养阴清肺丸
C. 通宣理肺丸　D. 蛤蚧定喘丸
E. 苏子降气丸

二、配伍选择题（B 型题）

每题 1 分。备选答案在前，试题在后。每组若干小题。备选项可重复选用，也可不选用。每组题均对应同一组备选答案，每题只有一个正确答案。

A. 上盛下虚，气逆痰壅
B. 肺肾两虚，阴虚肺热
C. 肾不纳气所致的喘促
D. 肺气亏虚，肺失宣降
E. 痰浊阻肺

9. 人参保肺丸的主治
10. 苏子降气丸的主治

A. 养阴润燥，清肺利咽
B. 清热化痰，敛肺止咳
C. 宣肺散寒，止咳祛痰
D. 清肺止咳，化痰通便
E. 辛凉宣泄，清肺平喘

11. 杏苏止咳颗粒的功能是
12. 养阴清肺膏的功能是

A. 肺热咳嗽，痰多
B. 外感风寒，痰湿内阻引起的咳嗽
C. 风寒感冒咳嗽，气逆
D. 燥热蕴肺所致的咳嗽
E. 痰浊阻肺所致的咳嗽痰多，气逆喘促

13. 蛇胆川贝散主治
14. 二母宁嗽丸主治
15. 降气定喘丸主治

A. 通宣理肺丸　B. 橘红丸
C. 强力枇杷露　D. 蜜炼川贝枇杷膏
E. 青龙胶囊

16. 风寒束表，肺气不宣所致的感冒咳嗽，适宜的中成药为
17. 痰热咳嗽，痰多，色黄黏稠，适宜的中成药为
18. 痰热伤肺所致的咳嗽经久不愈，适宜的中成药为
19. 肺燥咳嗽，适宜的中成药为
20. 风寒水饮适宜的中成药为

A. 清肺，止咳，祛痰　B. 止嗽祛痰
C. 清热润肺，化痰止咳
D. 止咳化痰，降气平喘

E. 降气定喘，祛痰止咳
21. 蛇胆川贝散的功能是
22. 川贝止咳露的功能是
23. 蜜炼川贝枇杷膏的功能是
24. 桂龙咳喘宁胶囊的功能是
25. 降气定喘丸的功能是
A. 桂龙咳喘宁胶囊　B. 蠲哮片
C. 七味都气丸　D. 固本喘咳片
E. 蛤蚧定喘丸
26. 外感风寒，痰湿内阻引起的咳嗽适宜的中成药为
27. 支气管哮喘急性发作期痰瘀伏肺证适宜的中成药为
28. 肾不纳气证的咳喘适宜的中成药为
29. 脾虚痰盛，肾气不固证适宜的中成药为
30. 肺肾两虚，阴虚肺热证适宜的中成药为
A. 泻肺除壅，涤痰祛瘀，利气平喘
B. 益气补肺，止嗽定喘
C. 降气化痰，温肾纳气
D. 止咳化痰，降气平喘
E. 降气定喘，祛痰止咳
31. 蠲哮片的功能是
32. 人参保肺丸的功能是
33. 苏子降气丸的功能是

参考答案

最佳选择题：1. B　2. D　3. D　4. B　5. E　6. D　7. A　8. A

配伍选择题：9. D　10. A　11. C　12. A　13. A　14. D　15. E　16. A　17. B　18. C　19. D　20. E　21. A　22. B　23. C　24. D　25. E　26. A　27. B　28. C　29. D　30. E　31. A　32. B　33. C

第九节　开　窍　剂

（一）凉开剂

【安宫牛黄丸】

功能：清热解毒，镇惊开窍

主治：热病，邪入心包，高热惊厥，神昏谵语

【紫雪散】

功能：清热开窍，止痉安神

主治：热入心包，热动肝风证

【局方至宝散（丸）】

功能：清热解毒，开窍镇静

主治：热病属热入心包，热盛动风证

【万氏牛黄清心丸】

功能：清热解毒，镇惊安神

主治：热入心包，热盛动风证

【清开灵口服液（胶囊，软胶囊，颗粒，滴丸，片，泡腾片）】

功能：清热解毒，镇静安神

主治：外感风热时毒，火毒内盛证

【经典试题——真题再现】

最佳选择题

1. 某医师治疗外感风热时毒、火毒内盛所致的高热不退、烦躁不安、咽喉肿痛、舌质红绛、苔黄、脉数，常用清开灵口服液。此因该成药除清热解毒外，又能（2016 年 A 型 27 题）
A. 解郁安神　B. 镇静安神　C. 化痰安神
D. 养心安神　E. 止痉安神

答案：B

配伍选择题

A. 热入心包导致的神昏谵语
B. 肝火扰心导致的烦躁不眠
C. 气血不足导致的心悸失眠
D. 热郁胸膈导致的烦躁不眠
E. 阴虚气弱导致的心悸气短
2. 安宫牛黄丸主治（2015 年 B 型 80 题）

答案：A

（二）温开剂

【苏合香丸】

功能：芳香开窍，行气止痛

主治：痰迷心窍所致的痰厥昏迷

（三）小结

本节中成药主要治疗闭证，要注意区分热闭和寒闭

热闭——安宫牛黄丸；紫雪散；局方至宝散；万氏牛黄清心丸；清开灵口服液

寒闭——苏合香丸

【单　元　测　试】

一、最佳选择题（A 型题）

每题 1 分。题干在前，选项在后。每道题

的备选选项中，只有一个最佳答案，多选、错选或不选均不得分。

1. 安宫牛黄丸的功能是
A. 清热解毒　镇惊开窍
B. 清热开窍，止痉安神
C. 芳香开窍，行气止痛
D. 清热解毒，镇惊安神
E. 开窍醒神，凉血止血

2. 痰迷心窍所致的痰厥昏迷，中风偏瘫及中暑，心胃气痛应该选用的中成药是
A. 万氏牛黄清心丸　B. 苏合香丸
C. 安宫牛黄丸　D. 局方至宝散
E. 紫雪散

3. 患者，女，49 岁，外感风热时毒，症见高热不退，烦躁不安，咽喉肿痛，舌质绛红，苔黄，脉数，宜首选的中成药是
A. 安宫牛黄丸　B. 清开灵口服液
C. 局方至宝丸　D. 苏合香丸
E. 万氏牛黄清心丸

4. 治热入心包，热动肝风证，症见高热烦躁，神昏谵语，惊风抽搐，斑疹吐衄，尿赤便秘，宜首选
A. 局方至宝丸　B. 万氏牛黄清心丸
C. 苏合香丸　D. 清开灵口服液
E. 紫雪散

二、配伍选择题（B 型题）

每题 1 分。备选答案在前，试题在后。每组若干小题。备选项可重复选用，也可不选用。每组题均对应同一组备选答案，每题只有一个正确答案。

A. 清热解毒　B. 镇惊安神　C. 开窍镇惊
D. 行气止痛　E. 凉血止血

5. 苏合香丸除了芳香开窍还具有的功能是
6. 万氏牛黄清心丸除了镇静安神还具有的功能是
7. 局方至宝散除了开窍镇静还具有的功能是

三、多项选择题（X 型题）

每题 1 分，题干在前，备选项在后。每道题备选项中至少有两个正确答案，多选，少选或不选不得分。

8. 热病热入心包，热盛动风证适宜的中成药
A. 局方至宝丸　B. 苏合香丸
C. 万氏牛黄清心丸　D. 清开灵口服液
E. 紫雪散

参考答案

最佳选择题：1. A　2. B　3. B　4. E
配伍选择题：5. D　6. A　7. A
多项选择题：8. AC

第十节　固　涩　剂

（一）益气固表剂

【玉屏风胶囊】

功能：益气，固表，止汗
主治：表虚不固所致的自汗

【经典试题——真题再现】

最佳选择题

1. 某女 30 岁，平素体虚有感风邪，症见自汗恶风，面色白光白，医师处以玉屏风胶囊，是因其能（2015 年 A 型 28 题）
A. 益气固表发汗　B. 益气固表止汗
C. 益气敛汗固脱　D. 益气温阳敛汗
E. 益气养阴止汗

答案：B

（二）固脬缩尿剂

【缩泉丸】

功能：补肾缩尿
主治：肾虚所致的小便频数，夜间遗尿

（三）固精止遗剂

【金锁固精丸】

功能：固肾涩精
主治：肾虚不固所致的遗精滑泄

（四）涩肠止泻剂

【四神丸（片）】

功能：温肾散寒，涩肠止泻
主治：肾阳不足所致的泄泻

【固本益肠片】

功能：健脾温肾，涩肠止泻
主治：脾肾阳虚所致的泄泻

【经典试题——真题再现】

最佳选择题

1. 某男，50 岁，患泄泻多年，症见肠鸣腹胀，

五更泄泻，食少不化，久泻不止，面黄肢冷。证属肾阳不足，宜选用的成药是（2016 年 A 型 28 题）

A. 理中丸　B. 薯蓣丸　C. 四神丸
D. 启脾丸　E. 河车大造丸

答案：C

（五）小结

本节中成药主要治疗气，血，精，津液滑脱证，故应注意其中的辨证。

汗——玉屏风胶囊

尿——缩泉丸

精——金锁固精丸

泄泻——四神丸（肾阳不足）；固本益肠片（脾肾阳虚）

【单 元 测 试】

一、最佳选择题（A 型题）

每题 1 分。题干在前，选项在后。每道题的备选选项中，只有一个最佳答案，多选、错选或不选均不得分。

1. 四神丸的功能是
A. 健脾温肾，涩肠止泻
B. 补肾缩尿　C. 固肾涩精
D. 温肾散寒，涩肠止泻
E. 温肾散寒，固肾涩精

2. 肾虚所致的小便频数，夜间遗尿应该选用的是
A. 缩泉丸　B. 金锁固精丸
C. 四神丸　D. 固本益肠片
E. 玉屏风颗粒

3. 患者，男，54 岁，因肾虚不固而致遗精滑泄，神疲乏力，四肢酸软，腰酸耳鸣，宜首选
A. 玉屏风颗粒　B. 缩泉丸
C. 四神丸　D. 固本益肠片
E. 金锁固精丸

二、配伍选择题（B 型题）

每题 1 分。备选答案在前，试题在后。每组若干小题。备选项可重复选用，也可不选用。每组题均对应同一组备选答案，每题只有一个正确答案。

A. 固肾涩精　B. 健脾温肾
C. 温肾散寒，固肾涩精
D. 益气，固表，止汗
E. 补肾缩尿

4. 固本益肠片除了涩肠止泻还具有的功能是
5. 金锁固精丸的功能是
6. 缩泉丸的功能是

A. 肾阳不足所致的泄泻
B. 脾肾阳虚所致的泄泻
C. 表虚不固所致的自汗
D. 肾虚不固所致的遗精滑泄
E. 肾虚所致的小便频数，夜间遗尿

7. 四神丸主治
8. 固本益肠片主治为
9. 玉屏风散主治为

三、多项选择题（X 型题）

每题 1 分，题干在前，备选项在后。每道题备选项中至少有两个正确答案，多选，少选或不选不得分。

10. 患者，男，42 岁，腹痛绵绵，肠鸣腹胀，食少不化，久泻不止，腰酸乏力，形寒肢冷，舌淡苔白，脉虚。适用于此证的中成药有
A. 四神丸　B. 固本益肠片
C. 金锁固精丸　D. 缩泉丸
E. 玉屏风散

参考答案

最佳选择题：1. D　2. A　3. E

配伍选择题：4. B　5. A　6. E　7. A　8. B　9. C

多项选择题：10. AB

第十一节　补　虚　剂

（一）补气剂

【四君子丸（合剂）】

功能：益气健脾

主治：脾胃气虚，胃纳不佳，食少便溏

【补中益气丸（口服液，合剂）】

功能：补中益气，升阳举陷

主治：脾胃虚弱，中气下陷所致的泄泻，脱肛，阴挺

【参苓白术散（水丸，颗粒）】

功能：补脾胃，益肺气

主治：脾胃虚弱，食少便溏，气短咳嗽，

肢倦乏力

【六君子丸】

功能：补脾益气，燥湿化痰

主治：脾胃虚弱，食量不多，气虚痰多，腹胀便溏

【香砂六君子丸（片）】

功能：益气健脾，和胃

主治：脾胃气虚，消化不良，嗳气食少，脘腹胀满，便溏

【启脾丸】

功能：健脾和胃

主治：脾胃虚弱，消化不良，腹胀便溏

【薯蓣丸】

功能：调理脾胃，益气和营

主治：气血两虚，脾肺不足证

（二）助阳剂

【桂附地黄丸（胶囊）】

功能：温补肾阳

主治：肾阳不足证

【右归丸（胶囊）】

功能：温补肾阳，填精止遗

主治：肾阳不足，命门火衰

【五子衍宗丸（片，口服液）】

功能：补肾益精

主治：肾虚精亏证

【济生肾气丸（片）】

功能：温肾化气，利水消肿

主治：肾阳不足，水湿内停证

【青娥丸】

功能：补肾强腰

主治：肾虚腰痛

（三）养血剂

【当归补血口服液（丸、胶囊）】

功能：补养气血

主治：气血两虚证

【四物合剂】

功能：补血调经

主治：血虚证

（四）滋阴剂

【六味地黄丸（胶囊，颗粒，口服液，片，软胶囊）】

功能：滋阴补肾

主治：肾阴亏损证

【左归丸】

功能：滋肾补阴

主治：真阴不足，腰酸膝软，盗汗遗精，神疲口燥

【大补阴丸】

功能：滋阴降火

主治：阴虚火旺，潮热盗汗，咳嗽咯血

【知柏地黄丸】

功能：滋阴降火

主治：阴虚火旺，潮热盗汗，口干咽痛，耳鸣遗精，小便短赤

【河车大造丸】

功能：滋阴清热，补肾益肺

主治：肺肾两亏

【麦味地黄丸（口服液）】

功能：滋肾养肺

主治：肺肾阴亏

【玉泉丸】

功能：清热养阴，生津止渴

主治：阴虚内热所致的消渴

【杞菊地黄丸（浓缩丸，片，口服液，胶囊）】

功能：滋肾养肝

主治：肝肾阴亏

【经典试题——真题再现】

最佳选择题

1. 六味地黄丸的功能是（2015 年 A 型 29 题）

A. 滋阴降火　B. 滋阴补气　C. 滋阴养心

D. 滋阴补肾　E. 滋阴养肺

答案：D

2. 某女，55 岁，患 2 型糖尿病，症见多饮，多食，多尿。证属阴虚内热，宜选用的中成药是（2016 年 A 型 29 题）

A. 消渴丸　B. 玉泉丸　C. 青蛾丸

D. 济生肾气丸　　E. 人参养荣丸

答案：B

配伍选择题

A. 滋阴养血　B. 滋肾养肝　C. 滋肾养肺

D. 滋阴降火　E. 滋阴益阳

3. 知柏地黄丸的功能是（2016 年 B 型 81 题）

4. 麦味地黄丸的功能是（2016 年 B 型 82 题）

答案：3. D　4. C

（五）补气养血剂

【八珍颗粒（丸）】

功能：补气益血

主治：气血两虚证

【人参归脾丸】

功能：益气补血，健脾宁心

主治：心脾两虚，气血不足证

【人参养荣丸】

功能：温补气血

主治：心脾不足，气血两亏

【十全大补丸（口服液）】

功能：温补气血

主治：气血两虚

【健脾生血颗粒（皮）】

功能：健脾和胃，养血安神

主治：脾胃虚弱及心脾两虚所致的血虚证

（六）补气养阴剂

【生脉饮（胶囊）】

功能：益气复脉，养阴生津

主治：气阴两亏

【人参固本丸】

功能：滋阴益气，固本培元

主治：阴虚气弱

【消渴丸】

功能：滋肾养阴，益气生津

主治：气阴两虚所致的消渴病

【参芪降糖胶囊（颗粒，片）】

功能：益气养阴，健脾补肾

主治：气阴两虚所致的消渴病

【养胃舒胶囊（颗粒）】

功能：益气养阴，健脾和胃，行气导滞

主治：脾胃气阴两虚所致的胃痛

【经典试题——真题再现】

配伍选择题

A. 热入心包导致的神昏谵语

B. 肝火扰心导致的烦躁不眠

C. 气血不足导致的心悸失眠

D. 热郁胸膈导致的烦躁不眠

E. 阴虚气弱导致的心悸气短

1. 人参固本丸主治（2015 年 B 型 79 题）

2. 人参归脾丸主治（2015 年 B 型 81 题）

答案：1. E　2. C

A. 生脉胶囊　B. 八珍颗粒

C. 柏子养心丸　D. 天王补心丸

E. 人参归脾丸

3. 某女，80 岁，半月来心悸气短，脉微自汗。证属气阴两亏，宜选用的成药是（2016 年 B 型 79 题）

答案：A

多项选择题

4. 参芪降糖胶囊与养胃舒胶囊的共同功能有（2016 年 X 型 118 题）

A. 健脾　B. 补肾　C. 益气

D. 养阴　E. 行气导滞

答案：ACD

（七）阴阳双补剂

【龟鹿二仙膏】

功能：温肾补精，补气养血

主治：肾虚精亏证

（八）补精养血剂

【七宝美髯丸（颗粒，口服液）】

功能：滋补肝肾

主治：肝肾不足所致的须发早白

（九）小结

本节中成药主要治疗气、血、阴、阳的虚证，注意对此的辨别，以及病为的辨证

气虚：

脾气虚——四君子丸；补中益气丸（中气下陷）；六君子丸（湿痰）；香砂六君子丸（气滞）；启脾丸；薯蓣丸

脾胃，肺——参苓白术散

阳虚：

肾阳不足——桂附地黄丸；右归丸（命门

火衰）；济生肾气丸（水肿）；青娥丸（腰痛）

肾精不足——五子衍宗丸；龟鹿二仙膏

血虚——四物合剂；健脾生血颗粒（脾胃及心脾虚）

气虚两虚——当归补血口服液；八珍颗粒；人参归脾丸（心脾血虚）；人参养荣丸（心脾两虚）；十全大补丸；

阴虚：

肾阴虚——六味地黄丸；左归丸（真阴不足）；大补阴丸（火旺）；知柏地黄丸（火旺）；玉泉丸（消渴）

肺肾阴亏——河车大造丸；麦味地黄丸

肝肾阴亏——杞菊地黄丸；七宝美鬓丸

气阴两亏——生脉饮；人参固本丸；消渴丸；参芪降糖胶囊；养胃舒胶囊

【单 元 测 试】

一、最佳选择题（A 型题）

每题 1 分。题干在前，选项在后。每道题的备选选项中，只有一个最佳答案，多选、错选或不选均不得分。

1. 具有补中益气、升阳举陷的常用中成药是
A. 补中益气丸　B. 参苓白术散
C. 人参归脾丸　D. 桂附地黄丸
E. 人参养荣丸

2. 下列选项中是济生肾气丸的功能的是
A. 滋阴补肾　B. 温补气血　C. 养阴生津
D. 温肾化气　E. 健脾益气

3. 启脾丸的功能是
A. 健脾疏肝　B. 健脾清热　C. 健脾养心
D. 健脾和胃　E. 健脾益肾

4. 患者症见胃纳不佳，食少便溏，治宜选用
A. 四君子丸　B. 补中益气丸
C. 生脉饮　D. 右归丸　E. 左归丸

5. 用于血虚所致的面色萎黄，头晕眼花，月经不调的常用中成药是
A. 当归补血口服液　B. 四物合剂
C. 人参归脾丸　D. 十全大补丸
E. 八珍颗粒

6. 桂附地黄丸的功能是
A. 滋肾养肝　B. 温补肾阳　C. 滋肾养肺
D. 滋阴清热　E. 滋阴降火

7. 青娥丸的主治是
A. 阳虚泄泻　B. 阴虚潮热　C. 肺虚久咳
D. 血虚失眠　E. 肾虚腰痛

8. 龟鹿二仙膏的功效除了温肾补精，还有
A. 补气养血　B. 补气养阴　C. 滋补肝肾
D. 养血安神　E. 补益气血

9. 下列具有滋肾养阴，益气生津功效的常用中成药是
A. 消渴丸　B. 参芪降糖胶囊
C. 玉泉丸　D. 麦味地黄丸
E. 大补阴丸

10. 河车大造丸的功效除了补肾益肺，还有
A. 滋阴清热　B. 滋肾养阴　C. 固本培元
D. 滋补肝肾　E. 温肾补精

11. 八珍颗粒的功能是
A. 温补气血　B. 健脾宁心　C. 滋阴益气
D. 养血安神　E. 补气益血

12. 某女，50 岁，症见体倦乏力，食少腹胀，便溏久泻，肛门下坠或脱肛，子宫脱垂，治宜首选的中成药是
A. 六君子丸　B. 参苓白术散
C. 补中益气丸　D. 桂附地黄丸
E. 右归丸

13. 人参归脾丸的功能是
A. 疏肝解郁，安神定志
B. 益气复脉，健脾和胃
C. 健脾和胃，养血安神
D. 益气补血，健脾宁心
E. 滋阴益气，固本培元

14. 可用于肺肾阴虚证的中成药是
A. 麦味地黄丸　B. 杞菊地黄丸
C. 参苓白术散　D. 六味地黄丸
E. 当归补血口服液

15. 具有健脾胃，益肺气功能的中成药是
A. 参芪片　B. 参苓白术散
C. 补中益气丸　D. 健脾丸
E. 当归补血口服液

16. 五子衍宗丸的功能是
A. 滋阴补肾　B. 温补气血　C. 养阴生津
D. 补肾益精　E. 健脾益气

17. 启脾丸不适用于哪个病证
A. 湿热泄泻　B. 脾胃虚弱　C. 消化不良

D. 腹胀便溏　E. 脾虚泄泻

18. 香砂六君丸既能和胃，又能

A. 健脾宁心　B. 疏肝和胃　C. 升阳举陷

D. 益气健脾　E. 温补气血

二、配伍选择题（B 型题）

每题 1 分。备选答案在前，试题在后。每组若干小题。备选项可重复选用，也可不选用。每组题均对应同一组备选答案，每题只有一个正确答案。

A. 滋阴补阴　B. 滋阴降火　C. 温补肾阳

D. 滋肾养肝　E. 补养气血

19. 左归丸的功能

20. 大补阴丸的功能

21. 右归丸的功能

A. 肾阳不足　B. 肾阴亏损　C. 肝肾阴亏

D. 阴虚火旺　E. 肺肾两虚

22. 杞菊地黄丸主治

23. 六味地黄丸主治

24. 桂附地黄丸主治

25. 知柏地黄丸主治

A. 左归丸　B. 人参固本丸

C. 生脉饮　D. 八珍丸

E. 健脾生血颗粒

26. 既滋阴益气，又固本培元的常用中成药是

27. 既健脾和胃，又养血安神的常用中成药是

A. 香砂六君子丸　B. 六君子丸

C. 薯蓣丸　D. 右归丸　E. 五子衍宗丸

28. 脾胃虚弱，食量不多，气虚痰多，腹胀便溏适宜的中成药为

29. 脾胃气虚，消化不良，嗳气食少，脘腹胀满适宜的中成药为

30. 气血两虚，脾肺不足证适宜的中成药为

31. 肾阳不足，命门火衰证适宜的中成药为

32. 肾虚精亏证适宜的中成药为

A. 益气健脾　B. 补脾益气，燥湿化痰

C. 调理脾胃，益气和营　D. 补肾强腰

E. 补养气血

33. 四君子的功能是

34. 六君子丸的功能是

35. 薯蓣丸的功能是

36. 青娥丸的功能是

37. 当归补血口服液的功能是

A. 参苓白术散　B. 济生肾气丸

C. 当归补血口服液　D. 左归丸

E. 大补阴丸

38. 脾胃虚弱，食少便溏，气短咳嗽，肢倦乏力适宜的中成药为

39. 肾阳不足，水湿内停证适宜的中成药为

40. 气血两虚蒸适宜的中成药

41. 真阴不足，腰膝酸软，盗汗遗精适宜的中成药为

42. 阴虚火旺，潮热盗汗适宜的中成药为

A. 补血调经　B. 清热养阴，生津止渴

C. 滋肾养肝　D. 温补气血

E. 益气复脉，养阴生津

43. 四物合剂的功能是

44. 玉泉丸的功能是

45. 杞菊地黄丸的功能是

46. 人参养荣丸的功能是

47. 生脉饮的功能是

A. 麦味地黄丸　B. 八珍颗粒

C. 人参养荣丸　D. 健脾生血颗粒

E. 消渴丸

48. 肺肾阴亏适宜的中成药为

49. 气血两虚证适宜的中成药为

50. 心脾不足，气血两亏适宜的中成药为

51. 脾胃虚弱及心脾两虚所致的血虚证适宜的中成药为

52. 气阴两虚所致的消渴病适宜的中成药为

A. 十全大补丸　B. 参芪降糖胶囊

C. 养胃舒胶囊　D. 龟鹿二仙膏

E. 七宝美髯丸

53. 气血两虚证适宜的中成药为

54. 气阴两虚所致的消渴病适宜的中成药为

55. 脾胃气阴两虚所致的胃痛适宜的中成药为

56. 肾虚精亏证适宜的中成药为

57. 肝肾不足所致的须发早白适宜的中成药为

A. 温补气血

B. 益气养阴，健脾和胃，行气导滞

C. 滋补肝肾　D. 补血调经

E. 清热养阴，生津止渴

58. 十全大补丸的功能是

59. 养胃舒胶囊的功能是

60. 七宝美髯丸的功能是

参考答案

最佳选择题：1. A　2. D　3. D　4. A　5. B　6. B　7. E　8. A　9. A　10. A　11. E　12. C　13. D　14. A　15. B　16. D　17. A　18. D

配伍选择题：19. A　20. B　21. C　22. C　23. B　24. A　25. D　26. B　27. E　28. B　29. A　30. C　31. D　32. E　33. A　34. B　35. C　36. D　37. E　38. A　39. B　40. C　41. D　42. E　43. A　44. B　45. C　46. D　47. E　48. A　49. B　50. C　51. D　52. E　53. A　54. B　55. C　56. D　57. E　58. A　59. B　60. C

第十二节　安　神　剂

（一）补虚安神剂

【天王补心丸】

功能：滋阴养血，补心安神

主治：心阴不足

【柏子养心丸】

功能：补气，养血，安神

主治：心气虚寒，心悸易惊

【养血安神丸】

功能：滋阴养血，宁心安神

主治：阴虚血少证

【枣仁安神液】

功能：养血安神

主治：心血不足证

【解郁安神颗粒】

功能：疏肝解郁，安神定志

主治：情志不畅，肝郁气滞所致证

【经典试题——真题再现】

配伍选择题

A. 生脉胶囊　　B. 八珍颗粒

C. 柏子养心丸　　D. 天王补心丸

E. 人参归脾丸

1. 某男，75 岁，数月来心悸健忘，失眠多梦，大便干燥。证属心阴不足，宜选用的成药是（2016 年 B 型 80 题）

答案：D

（二）清火安神剂

【朱砂安神】

功能：清心养血，镇惊安神

主治：心火亢盛，阴虚不足证

【经典试题——真题再现】

最佳选择题

1. 朱砂安神丸的主治是（2015 年 A 型 30 题）

A. 阴虚血少所致的心神不安

B. 心气虚寒所致的心神不安

C. 心阴不足所致的心神不安

D. 情志不畅肝气郁滞所致的心神不宁

E. 心火亢盛阴血不足所致的心神不安

答案：E

（四）小结

本节中成药主要治疗失眠证，病位在心，要注意区分，虚实，寒热，阴阳的辨证。

心阴不足——天王补心丹

心血不足——枣仁安神液

心虚寒——柏子养心丸

心火旺——朱砂安神丸

阴虚血少——养血安神丸

肝郁——解郁安神颗粒

【单 元 测 试】

一、最佳选择题（A 型题）

每题 1 分。题干在前，选项在后。每道题的备选选项中，只有一个最佳答案，多选、错选或不选均不得分。

1. 天王补心丸的功能是补心安神和

A. 补气　B. 清心养血　C. 滋阴养血

D. 疏肝解郁　E. 清热燥湿

2. 朱砂安神丸的功能是清心养血和

A. 镇惊安神　B. 宁心安神　C. 益气安神

D. 补心安神　E. 养血安神

3. 治疗情志不畅，肝郁气滞所致失眠，心烦等宜用

A. 柏子养心丸　　B. 枣仁安神液

C. 天王补心丸　　D. 朱砂安神丸

E. 解郁安神颗粒

4. 某男，心悸易惊，失眠多梦，健忘，中医辨

证为心气虚寒所致，应首选的中成药是

A. 枣仁安神液　　B. 通心络胶囊

C. 柏子养心丸　　D. 天王补心丸

E. 解郁安神颗粒

5. 柏子养心丸的功能是

A. 补气，养血，安神

B. 滋阴养血，宁心安神

C. 清热解毒，镇静安神

D. 滋阴养血，补心安神

E. 疏肝解郁，安神定志

二、配伍选择题（B 型题）

每题 1 分。备选答案在前，试题在后。每组若干小题。备选项可重复选用，也可不选用。每组题均对应同一组备选答案，每题只有一个正确答案。

A. 补气，养血，安神

B. 滋阴养血，补心安神

C. 滋阴养血，宁心安神

D. 养血安神

E. 疏肝解郁，安神定志

6. 枣仁安神液的功能是

7. 养血安神丸的功能是

8. 解郁安神颗粒的功能是

A. 养血安神丸　　B. 枣仁安神液

C. 朱砂安神丸　　D. 解郁安神颗粒

E. 天王补心丹

9. 阴虚血少的失眠适宜的中成药为

10. 心血不足的失眠适宜的中成药为

参考答案

最佳选择题：1. C　2. A　3. E　4. C　5. A

配伍选择题：6. D　7. C　8. E　9. A　10. B

第十三节　和　解　剂

（一）和解少阳剂

【小柴胡颗粒】

功能：解表散热，疏肝和胃

主治：外感病邪犯少阳证

（二）调和肝脾剂

【逍遥颗粒】

功能：疏肝健脾，养血调经

主治：肝郁脾虚证

【加味逍遥丸】

功能：疏肝清热，健脾养血

主治：肝郁血虚，肝脾不和，两胁胀痛

【经典试题——真题再现】

配伍选择题

A. 疏肝清热，养血调经

B. 疏肝健脾，养血调经

C. 疏肝化痰，和胃止痛

D. 健脾、化湿、和胃

E. 消食、导滞、和胃

1. 某女，33 岁，半年来，郁闷不舒，胸胁胀痛，头晕目眩，食欲减退，月经不调，医师处以逍遥颗粒，是因其能（2015 年 B 型 83 题）

答案：B

多项选择题

1. 逍遥丸与加味逍遥丸是治疗月经不调的常用成药，二者除均能疏肝外，又均能（2016 年 X 型 119 题）

A. 益气　　B. 健脾　　C. 清热

D. 养血　　E. 安神

答案：BD

（三）小结

少阳证——小柴胡颗粒

肝郁脾虚——逍遥颗粒；加味逍遥丸（有热）

【单　元　测　试】

一、最佳选择题（A 型题）

每题 1 分。题干在前，选项在后。每道题的备选选项中，只有一个最佳答案，多选、错选或不选均不得分。

1. 具有解表散热，疏肝和胃功能，治疗外感病邪犯少阳者，出现寒热往来，心烦喜呕，胸胁苦满等症的常用中成药有

A. 正柴胡饮颗粒　　B. 小柴胡颗粒

C. 午时茶颗粒　　D. 参苏片

E. 感冒舒颗粒

二、配伍选择题（B 型题）

每题 1 分。备选答案在前，试题在后。每组若干小题。备选项可重复选用，也可不选用。

每组题均对应同一组备选答案，每题只有一个正确答案。
A. 加味逍遥丸　B. 逍遥颗粒
C. 定坤丹　D. 妇科十味片
E. 固经丸
2. 具有疏肝健脾，养血调经作用的常用中成药是
3. 治疗肝郁血虚，肝脾不和引起的月经不调可选用
4. 具有疏肝清热，健脾养血功能的常用中成药是

参考答案

最佳选择题：1. B

配伍选择题：2. B　3. A　4. A

第十四节 理 气 剂

（一）理气疏肝剂

【四逆散】

功能：透解郁热，疏肝理脾

主治：肝气郁结证

【左金丸（胶囊）】

功能：泻火，疏肝，和胃，止痛

主治：肝火犯胃，脘胁疼痛

【柴胡舒肝丸】

功能：疏肝理气，消胀止痛

主治：肝气不舒证

【气滞胃痛颗粒（片）】

功能：疏肝理气，和胃止痛

主治：肝郁气滞，胸痞胀满，胃脘疼痛

【胃苏颗粒】

功能：理气消胀，和胃止痛

主治：气滞型胃脘痛

【经典试题——真题再现】

最佳选择题

1. 某男，45 岁，时发胃脘胀痛，串及两胁，得嗳气或矢气则舒，情绪郁怒则加重，伴胸闷食少，排便不畅，苔薄白，脉弦。医师诊为气滞型胃脘痛，宜选用的成药是（2015 年 A 型 31 题）
A. 左金丸　B. 四逆散　C. 越鞠丸
D. 胃苏颗粒　E. 木香顺气丸

答案：D

（二）理气和中剂

【木香顺气丸】

功能：行气化湿，健脾和胃

主治：湿阻中焦，脾胃不和证

【越鞠丸】

功能：理气解郁，宽中除满

主治：瘀热痰湿内生所致的脾胃气郁

【经典试题——真题再现】

最佳选择题

1. 木香顺气丸除健脾和胃外，又能（2016 年 A 型 30 题）
A. 降逆止呕　B. 行气活血　C. 温中理气
D. 行气化湿　E. 疏肝理气

答案：D

（三）小结

本节中成药主要治疗气滞证，多见于肝胃，注意病位的辨别

肝郁——四逆散；柴胡舒肝丸；气滞胃痛颗粒；胃苏颗粒

湿滞——木香顺气丸；越鞠丸

肝火犯胃——左金丸

【单 元 测 试】

一、最佳选择题（A 型题）

每题 1 分。题干在前，选项在后。每道题的备选选项中，只有一个最佳答案，多选、错选或不选均不得分。

1. 四逆散的功能是透解郁热和
A. 和胃止痛　B. 疏肝理气　C. 消胀止痛
D. 宽中除满　E. 疏肝理脾
2. 肝火犯胃所致的胃痛，胁痛宜用
A. 四逆散　B. 养血安神丸
C. 左金丸　D. 力气拈痛丸
E. 胃苏颗粒
3. 患者症见脘腹胁痛，热厥手足不温，泻痢下重，中医诊为肝气郁结所致，宜选用的中成药是
A. 左金丸　B. 柴胡舒肝丸
C. 气滞胃痛颗粒　D. 四逆散

E. 胃苏颗粒

4. 胃苏颗粒除和胃止痛外，又能

A. 疏肝泄热　B. 健脾养心　C. 行气化湿

D. 行气活血　E. 理气消胀

5. 气滞胃痛颗粒的功能是

A. 疏肝理气，和胃止痛

B. 理气解郁，宽中除满

C. 健脾和胃，行气化湿

D. 消炎止痛，理气健胃

E. 柔肝理气，制酸止痛

二、配伍选择题（B 型题）

每题 1 分。备选答案在前，试题在后。每组若干小题。备选项可重复选用，也可不选用。每组题均对应同一组备选答案，每题只有一个正确答案。

A. 左金丸　B. 胃苏颗粒

C. 力气拈痛丸　D. 柴胡舒肝丸

E. 越鞠丸

6. 具有泻火疏肝，和胃止痛功效的药品是

7. 具有疏肝理气，消胀止痛功效的药品是

8. 具有理气解郁，宽中除满功效的药品是

A. 肝火犯胃所致的胃痛

B. 肝气郁结所致的胁痛

C. 肝气不舒，食积气滞证

D. 肝郁气滞证　E. 脾胃气郁

9. 柴胡舒肝丸主治

10. 气滞胃痛颗粒主治

11. 越鞠丸主治

参考答案

最佳选择题：1. E　2. C　3. D　4. E　5. A

配伍选择题：6. A　7. D　8. E　9. C　10. D　11. E

第十五节　活　血　剂

（一）活血化瘀剂

【复方丹参片】

功能：活血化瘀，理气止痛

主治：气滞血瘀所致的胸痹

【丹七片】

功能：活血化瘀，通脉止痛

主治：瘀血痹阻所致的胸痹

【血塞通颗粒】

功能：活血祛瘀，通脉活络

主治：瘀血阻络所致的中风偏瘫

【消栓通络胶囊】

功能：活血化瘀，温经通络

主治：瘀血阻络所致的中风

【逐瘀通脉胶囊】

功能：破血逐瘀，通经活络

主治：血瘀所致的眩晕

【经典试题——真题再现】

多项选择题

1. 复方丹参片的功能有（2015 年 X 型 118 题）

A. 活血化瘀　B. 清心除烦　C. 解毒消肿

D. 通脉活络　E. 理气止痛

答案：AE

（二）活血行气剂

【血府逐瘀口服液（胶囊）】

功能：活血祛瘀，行气止痛

主治：气滞血瘀所致的胸痹，头痛日久

【元胡止痛片（颗粒，胶囊，口服液，滴丸）】

功能：理气，活血，止痛

主治：气滞血瘀所致的胃痛，胁痛，头痛及痛经

【速效救心丸】

功能：行气活血，祛瘀止痛，增加冠脉血流量，缓冲心绞痛

主治：气滞血瘀所致的冠心病，心绞痛

【冠心苏滴丸（丸，软胶囊，胶囊）】

功能：理气，宽胸，止痛

主治：寒凝气滞，心脉不通所致胸痹

【心可舒胶囊（片）】

功能：活血化瘀，行气止痛

主治：气滞血瘀证

【力气拈痛丸】

功能：理气，活血，止痛

主治：气滞血瘀所致的胸胁胀闷疼痛，痛经

【经典试题——真题再现】

最佳选择题

1. 某女，60 岁，患冠心病心绞痛数年，症见

胸闷，心悸，头晕，头痛，颈项疼痛，证属气滞血瘀，宜选用的成药是（2015年A型32题）

A. 消栓胶囊　B. 心可舒胶囊

C. 益心舒胶囊　D. 诺迪康胶囊

E. 冠心苏合滴丸

答案：B

（三）益气活血剂

【麝香保心丸】

功能：芳香温通，益气强心

主治：气滞血瘀所致的胸痹

【消栓胶囊（口服液）】

功能：补气活血通络

主治：中风气虚血瘀证

【通心络胶囊】

功能：益气活血，通络止痛

主治：心气虚乏，血瘀络阻证所致的冠心病心绞痛

【诺迪康胶囊】

功能：益气活血，通络止痛

主治：气虚血瘀所致胸痹

（四）益气养阴活血剂

【稳心颗粒】

功能：益气养阴，活血化瘀

主治：气阴两虚，心脉瘀阻所致的心悸

【参松养心胶囊】

功能：益气养阴，活血通络，清心安神

主治：治疗冠心病室性早搏属气阴两虚

【益心舒胶囊】

功能：益气复脉，活血化瘀，养阴生津

主治：气阴两虚，瘀血阻脉所致的胸痹

【经典试题——真题再现】

最佳选择题

1. 稳心颗粒除活血化瘀外，又能（2016年A型31题）

A. 益气强心　B. 理气消积　C. 益气养血

D. 理气化痰　E. 益气养阴

答案：E

配伍选择题

A. 理气　B. 凉血　C. 散瘀养阴

D. 益气养阴　E. 补气活血

2. 元胡止痛片除了活血止痛外，还可（2015年B型85题）

3. 参松养心胶囊除活血通络外，还可（2015年B型86题）

答案：AD

（五）活血化瘀息风剂

【人参再造丸】

功能：益气养血，祛风化痰，活血通络

主治：气虚血瘀，风痰阻络所致的中风

【华佗再造丸】

功能：活血化瘀，化痰通络，行气止痛

主治：痰瘀阻络之中风恢复期和后遗症

【抗栓再造丸】

功能：活血化瘀，舒筋通络，息风镇痉

主治：瘀血阻络，脉络失养所致的中风

【经典试题——真题再现】

配伍选择题

A. 冠心苏合丸　B. 人参再造丸

C. 通心络胶囊　D. 九气拈痛丸

E. 血府逐淤口服液

1. 某男，70岁，久患胸痹，症见胸闷，心前区疼痛。证属寒凝气滞，心脉不通，宜选用的成药是（2016年B型83题）

2. 某男，75岁，患冠心病多年，症见胸部憋闷，刺痛，固定不移，心悸盗汗，气短乏力，舌质紫黯有瘀斑，脉细涩。证属心气虚乏、血瘀络阻，宜选用的成药是（2016年B型84题）

3. 某女，80岁，中风半年，症见口眼歪斜，半身不遂，手足麻木，疼痛拘挛，言语不清。证属气虚血瘀、风痰阻络，宜选用的成药是（2016年B型85题）

答案：1. A　2. C　3. B

（六）小结

本节的中成药主要治疗瘀血证，注意气滞血瘀，寒凝血瘀，气虚血瘀，痰瘀，气阴两虚的辨证。以及针对中风，胸痹治疗的辨证。

气滞血瘀——复方丹参片（胸痹）；血府逐瘀口服液（胸痹）；元胡止痛片（胃痛，头痛，胁痛，痛经）；速效救心丸（冠心病，心绞痛）；心可舒胶囊；九气拈痛丸；麝香保心

丸（胸痹）

瘀血阻滞——丹七片（胸痹）；血塞通颗粒（中风）；消栓通络胶囊（中风）；逐瘀通脉胶囊（眩晕）；抗栓再造丸（中风后遗症）

寒凝气滞——冠心苏合滴丸（胸痹）

气虚血瘀证——消栓胶囊（中风）；通心络胶囊（冠心病，心绞痛）；诺迪康胶囊（胸痹）；人参再造丸（中风）

气阴两虚，瘀血阻络——稳心颗粒；参松养心胶囊；益心舒胶囊

痰瘀——华佗再造丸

【单 元 测 试】

一、最佳选择题（A型题）

每题1分。题干在前，选项在后。每道题的备选选项中，只有一个最佳答案，多选、错选或不选均不得分。

1. 具有活血祛瘀，行气止痛功能的是
A. 血塞通颗粒　B. 血府逐瘀口服液
C. 力气拈痛丸　D. 木瓜丸
E. 保和丸

2. 善治气滞血瘀之胸痹的活血剂是
A. 丹气片　B. 元胡止痛片
C. 消栓通络胶囊　D. 冠心苏合滴丸
E. 复方丹参片

3. 功专止痛的活血剂是
A. 丹七片　B. 元胡止痛片
C. 血府逐瘀口服液　D. 心可舒胶囊
E. 华佗再造丸

二、配伍选择题（B型题）

每题1分。备选答案在前，试题在后。每组若干小题。备选项可重复选用，也可不选用。每组题均对应同一组备选答案，每题只有一个正确答案。

A. 气虚血瘀所致的中风
B. 瘀血痹阻所致眩晕头痛，经期腹痛
C. 气滞血瘀之胸痹
D. 血热所致的肠风便血，痔疮
E. 气阴两虚，瘀血阻络所致的胸痹

4. 丹七片的主治是
5. 血府逐瘀口服液的主治是
6. 消栓胶囊的主治是

A. 活血祛瘀，通络行气
B. 活血化瘀，温经通络
C. 活血化瘀，通脉止痛
D. 活血化瘀，通脉活络
E. 活血化瘀，理气止痛

7. 丹七片的功能是
8. 血塞通颗粒的功能是
9. 消栓通络胶囊的功能是

A. 破血逐瘀，通经活络
B. 行气活血，祛瘀止痛
C. 理气，宽胸，止痛
D. 活血化瘀，行气止痛
E. 理气，活血，止痛

10. 逐瘀通脉胶囊的功能是
11. 速效救心丸的功能是
12. 冠心苏滴丸的功能是
13. 心可舒胶囊的功能是
14. 力气拈同丸的功能是

A. 血塞通颗粒　B. 逐瘀通脉胶囊
C. 元胡止痛片　D. 速效救心丸
E. 诺迪康胶囊

15. 瘀血组络所致的中风偏瘫适宜的中成药为
16. 血瘀所致的眩晕适宜的中成药为
17. 气滞血瘀所致的胃痛，胁痛，头痛及痛经适宜的中成药为
18. 气滞血瘀所致的冠心病，心绞痛适宜的中成药为
19. 气虚血瘀所致的胸痹适宜的中成药为

A. 芳香温通，益气强心
B. 补气活血通络
C. 益气活血，通络止痛
D. 益气复脉，活血化瘀，养阴生津
E. 活血化瘀，舒筋通络，息风镇痉

20. 麝香保心丸的功能是
21. 消栓胶囊的功能是
22. 通心络胶囊的功能是
23. 诺迪康胶囊的功能是
24. 益心舒胶囊的功能是

A. 益气养血，祛风化痰，活血通络
B. 活血化瘀，化痰通络，行气止痛
C. 活血化瘀，舒筋通络，息风镇痉
D. 补气活血通络

E. 芳香温通，益气强心
25. 抗栓再造丸的功能是
26. 人参再造丸的功能是
27. 华佗再造丸的功能是
A. 消栓通络胶囊 B. 力气拈痛丸
C. 麝香保心丸 D. 稳心颗粒
E. 人参再造丸
28. 瘀血阻络所致的中风适宜的中成药为
29. 气滞血瘀所致的胸胁胀闷疼痛，痛经适宜的中成药为
30. 气滞血瘀所致的胸痹适宜的中成药为
31. 气阴两虚，心脉瘀阻所致的心悸适宜的中成药为
A. 参松养心胶囊 B. 人参再造丸
C. 抗栓再造丸 D. 华佗再造丸
E. 益心舒胶囊
32. 治疗冠心病室性早搏属气阴两虚证适宜的中成药为
33. 治疗痰瘀阻络之中风恢复期和后遗症的中成药为
A. 益心舒胶囊 B. 人参再造丸
C. 抗栓再造丸 D. 华佗再造丸
E. 血府逐瘀丸
34. 气阴两虚，瘀血阻脉所致的胸痹适宜的中成药为
35. 治疗瘀血阻络，脉络失养所致的中成适宜的中成药为

参考答案

最佳选择题：1. B 2. E 3. B

配伍选择题：4. B 5. C 6. A 7. C 8. D 9. B 10. A 11. E 12. C 13. D 14. E 15. A 16. B 17. C 18. D 19. E 20. A 21. B 22. C 23. C 24. D 25. C 26. A 27. B 28. A 29. B 30. C 31. D 32. A 33. D 34. A 35. C

第十六节 止 血 剂

（一）凉血止血剂

【槐角丸】

功能：清肠疏风，凉血止血

主治：血热所致的肠风便血，痔疮肿痛

（二）化瘀止血剂

【三七片】

功能：散瘀止血，消肿止痛

主治：出血兼瘀血证

【止血定痛片】

功能：散瘀，止血，止痛

主治：十二指肠溃疡疼痛，出血，胃酸过多

【经典试题——真题再现】

最佳选择题

1. 槐角丸不具有的功能是（2016 年 A 型 32 题）
A. 清肠 B. 疏风 C. 散瘀
D. 凉血 E. 止血

答案：C

配伍选择题

A. 理气 B. 凉血 C. 散瘀止血
D. 益气养阴 E. 补气活血

2. 三七片除了消肿止痛外，还可（2015 年 B 型 84 题）

答案：C

（三）小结

本节中成药主要用于治疗出血证，注意血热，血瘀的辨证

血热——槐角丸（痔疮）

瘀血——三七片，止血定痛片

【单 元 测 试】

最佳选择题（A 型题）

每题 1 分。题干在前，选项在后。每道题的备选选项中，只有一个最佳答案，多选、错选或不选均不得分。

1. 出血兼瘀血证，症见咯血，吐血，衄血，便血，崩漏，外伤出血，胸腹刺痛，跌仆肿痛应该选用的常用中成药是
A. 槐角丸 B. 三七片 C. 缩泉丸
D. 金锁固精丸 E. 止血定痛片
2. 用于治疗血热所致的肠风便血，痔疮的止血剂是
A. 止血定痛片 B. 三七片
C. 槐角丸 D. 人参再造丸

E. 迪诺康胶囊
3. 止血定痛主治
A. 十二直肠溃疡疼痛，出血，胃酸过多
B. 出血兼有瘀血者
C. 风热所致的肠风便血
D. 食少纳呆，痔疮肿痛
E. 大便不畅，腹部胀痛
4. 止血定痛片的功能是
A. 清热凉血，止血
B. 凉血止血，消肿止痛
C. 清肠疏风，化瘀止血
D. 温阳健脾，养血止血
E. 散瘀，止血，止痛

参考答案

最佳选择题：1. B　2. C　3. A　4. E

第十七节　消　导　剂

（一）消积导致剂

【保和丸】

功能：消食，导滞，和胃

主治：食积停滞，脘腹胀满，嗳腐吞酸，不欲饮食

【枳实导滞丸】

功能：消积导滞，清利湿热

主治：饮食积滞，湿热内阻证

【六味安消散】

功能：和胃健脾，消积导滞，活血止痛

主治：脾胃不和，积滞内停证

【经典试题——真题再现】

最佳选择题

1. 六味安消散除和胃健脾、消积导滞外，又能（2016 年 A 型 33 题）
A. 降气止呕　B. 活血止痛　C. 理气消肿
D. 清利湿热　E. 疏肝散结
答案：B

配伍选择题

A. 疏肝清热，养血调经
B. 疏肝健脾，养血调经
C. 疏肝化痰，和胃止痛
D. 健脾、化湿、和胃
E. 消食、导滞、和胃
2. 某男，12 岁，两日来，因饮食失节导致脘腹胀满，嗳气吞酸，不思饮食，医师处以保和丸，是因其能（2015 年 B 型 82 题）
答案：E

（二）健脾消食剂

【开胃健脾丸】

功能：健脾和胃

主治：脾胃虚弱，中气不和证

（三）小结

本节中成药主要用于食积内停证，主要虚实的辨证，以及是否有热的辨证。

饮食停滞——保和丸

饮食+湿热——枳实导滞丸

脾胃虚——六味安消散；开胃健脾丸

【单 元 测 试】

配伍选择题（B 型题）

每题 1 分。备选答案在前，试题在后。每组若干小题。备选项可重复选用，也可不选用。每组题均对应同一组备选答案，每题只有一个正确答案。

A. 气虚血瘀所致的中风
B. 食积停滞之脘腹胀满，嗳腐吞酸
C. 饮食积滞，湿热内阻所致的脘腹胀满
D. 脾胃虚弱，中气不和证
E. 脾胃不和，积滞内停之胃痛胀满
1. 六味安消散的主治是
2. 枳实导滞丸的主治是
3. 保和丸的主治是
4. 开胃健脾丸的主治是
A. 消食，导滞，和胃
B. 消积导滞，清利湿热
C. 和胃健脾，消积导滞，活血止痛
D. 活血化瘀，行气止痛
E. 健脾和胃
5. 枳实导滞丸的功能是
6. 开胃健脾丸的功能是

参考答案

配伍选择题：1. E　2. C　3. B　4. D　5. B　6. E

第十八节 治 风 剂

（一）祛除外风剂

【川芎茶调散】

功能：疏风止痛

主治：外感风邪所致的头痛

【芎菊上清丸】

功能：清热解表，散风止痛

主治：外感风邪引起的恶风身热，偏正头痛

【正天丸（胶囊）】

功能：疏风活血，养血平肝，通络止痛

主治：外感风邪，瘀血阻络，血虚失养，肝阳上亢引起的头痛

【经典试题——真题再现】

最佳选择题

1. 芎菊上清丸不具有的功能是（2016 年 A 型 34 题）

A. 活血 B. 清热 C. 散风

D. 解表 E. 止痛

答案：A

（二）平肝息风剂

【天麻钩藤饮】

功能：平肝息风，清热安神

主治：肝阳上亢所致的头痛，眩晕

【脑立清丸】

功能：平肝潜阳，醒脑安神

主治：肝阳上亢所致的头晕目眩

【松龄血脉康胶囊】

功能：平肝潜阳，镇心安神

主治：肝阳上亢所致的头痛，眩晕

【经典试题——真题再现】

最佳选择题

1. 脑立清除醒脑安神外，又能（2015 年 A 型 33 题）

A. 疏风止痛 B. 疏风活血 C. 平肝息风

D. 平肝潜阳 E. 养血息风

答案：D

（三）小结

本节的中成药注意是否有瘀血，以及肝阳上亢的辨别

外感风邪头痛——川芎茶调散；芎菊上清丸

外感风邪+瘀血——正天丸

肝阳上亢——天麻钩藤颗粒；脑立清丸；松龄血脉康胶囊

【单 元 测 试】

一、最佳选择题（A 型题）

每题 1 分。题干在前，选项在后。每道题的备选选项中，只有一个最佳答案，多选、错选或不选均不得分。

1. 肝阳上亢所致的头痛宜用

A. 脑力清丸 B. 天麻钩藤颗粒

C. 川芎茶调散 D. 芎菊上清丸

E. 正天丸

2. 外感风邪所致的头痛，或有恶寒，发热，鼻塞宜用

A. 四逆散 B. 正天丸

C. 川芎茶调散 D. 蛇胆陈皮胶囊

E. 红药气雾剂

3. 天麻钩藤颗粒的功能是

A. 平肝息风，清热安神

B. 平肝潜阳，醒脑安神

C. 平肝息风，镇心安神

D. 理气解郁，宽中除满

E. 疏风活血，通络止痛

4. 治疗外感风邪，瘀血阻络所致头痛首选

A. 脑立清丸 B. 天麻钩藤颗粒

C. 正天丸 D. 川芎茶调散

E. 芎菊上清丸

二、配伍选择题（B 型题）

每题 1 分。备选答案在前，试题在后。每组若干小题。备选项可重复选用，也可不选用。每组题均对应同一组备选答案，每题只有一个正确答案。

A. 肝阳上亢所致的头痛，眩晕

B. 外感风邪引起的偏正头痛

C. 外感风邪，瘀血阻络，血虚失养，肝阳上亢引起的头痛

D. 寒凝气滞型胸痹

E. 气阴两虚型胸痹

5. 脑力清主治

6. 松龄血脉康主治

7. 芎菊上清丸主治

A. 疏风止痛

B. 疏风活血，养血平肝，通络止痛

C. 平肝潜阳，镇心安神

D. 平肝息风，清热安神

E. 清热解表，散风止痛

8. 川芎茶调散的功能

9. 正天丸的功能

10. 松龄血脉康胶囊的功能

参考答案

最佳选择题：1. B 2. C 3. A 4. C

配伍选择题：5. A 6. A 7. B 8. A 9. B 10. C

第十九节 祛 湿 剂

（一）清利消肿剂

【肾炎四味片】

功能：清热利尿，补气健脾

主治：湿热内蕴兼气虚所致的水肿

【肾炎康复片】

功能：益气养阴，健脾补肾，清解余毒

主治：气阴两虚，脾肾不足，水湿内停证

（二）利尿通淋剂

【八正合剂】

功能：清热，利尿，通淋

主治：湿热下注所致的淋证

【癃闭舒胶囊】

功能：益肾活血，清热通淋

主治：肾气不足，湿热瘀阻所致的癃闭

【三金片（颗粒，胶囊）】

功能：清热解毒，利湿通淋，益肾

主治：下焦湿热所致的热淋

【排石颗粒】

功能：清热利水，通淋排石

主治：下焦湿热所致的石淋

【癃清片（胶囊）】

功能：清热解毒，凉血通淋

主治：下焦湿热所致的热淋

（三）清肝利胆剂

【茵栀黄口服液】

功能：清热解毒，利湿退黄

主治：肝胆湿热所致的黄疸

【茵陈五苓丸】

功能：清湿热，利小便

主治：肝胆湿热，脾肺郁结所致的黄疸

【消炎利胆片】

功能：清热，利湿，利胆

主治：肝胆湿热所致的胁痛，口苦

（四）清热燥湿止泻剂

【香连丸（片）】

功能：清热化湿，行气止痛

主治：大肠湿热所致的痢疾

【香连化滞丸】

功能：清热利湿，行血化滞

主治：大肠湿热所致的痢疾

【经典试题——真题再现】

最佳选择题

1. 某女，18 岁，一周前突发黄疸，症见面目悉黄，胸胁胀痛，恶心呕吐，小便黄赤，证属肝胆湿热，宜选用的成药是（2015 年 A 型 34 题）

A. 香连丸　　B. 排石颗粒

C. 消炎利胆片　　D. 沉香化滞丸

E. 茵栀黄口服液

答案：E

（五）温化水湿剂

【五苓散（片）】

功能：温阳化气，利湿行水

主治：阳不化气，水湿内停所致的水肿

【萆薢分清丸】

功能：分清化浊，温肾利湿

主治：肾不化气，清浊不分所致的白浊，小便频数

【经典试题——真题再现】

配伍选择题

A. 三金片　　B. 五苓散

C. 肾炎四味片　　D. 茵陈五苓丸

E. 萆薢分清丸

1. 治下焦湿热所致的热淋，宜选（2015 年 B 型 87 题）

2. 治肾不化气，清浊不分所致的白浊，宜选

（2015 年 B 型 88 题）

答案：1. A　2. B

（六）小结

本节主要治疗水湿证，注意水肿，痢疾，癃闭，黄疸的辨证

湿热内蕴+气虚水肿——肾炎四味片

气阴两虚水肿——肾炎康复片

湿热下注淋证——八正合剂；三金片（下焦湿热）；排石颗粒（石淋）；癃清片

湿热瘀阻——癃闭舒胶囊

肝胆湿热——茵栀黄口服液（黄疸）；茵陈五苓丸（黄疸）；消炎利胆片

湿热痢疾——香连丸；香连化滞丸

阳不化气水肿——五苓散

膏淋——萆薢分清丸

【单元测试】

一、最佳选择题（A 型题）

每题 1 分。题干在前，选项在后。每道题的备选选项中，只有一个最佳答案，多选、错选或不选均不得分。

1. 八正合剂的功能是利尿通淋和

A. 益肾活血　B. 疏肝理气　C. 通淋排石

D. 消胀止痛　E. 清热

2. 香连丸的功能是清热化湿和

A. 行血化滞　B. 行气止痛　C. 温阳化气

D. 疏肝理气　E. 分清化浊

3. 某男，50 岁，一周来，水肿，小便不利，水肿腹胀，呕逆泄泻，渴不思饮，证属阳不化气，水湿内停，宜选用的中成药是

A. 萆薢分清丸　B. 五苓散　C. 香连丸

D. 八正合剂　E. 香连化滞丸

二、配伍选择题（B 型题）

每题 1 分。备选答案在前，试题在后。每组若干小题。备选项可重复选用，也可不选用。每组题均对应同一组备选答案，每题只有一个正确答案。

A. 清热解毒、利湿通淋、益肾

B. 疏风散寒，解表清热

C. 清湿热、利小便

D. 温阳化气、利湿行水

E. 清热利尿、补气健脾

4. 茵陈五苓丸的功能是

5. 五苓散的功能是

A. 清热利尿，补气健脾

B. 益气养阴，健脾补肾，清解余毒

C. 益肾活血，清热通淋

D. 清热利水，通淋排石

E. 清热解毒，凉血通淋

6. 肾炎四味片的功能

7. 肾炎康复片的功能

8. 癃闭舒胶囊的功能

9. 排石颗粒的功能

10. 癃清片的功能

A. 清热解毒，利湿退黄

B. 清热，利湿，利胆

C. 清热利湿，行血化滞

D. 温阳化气，利湿行水

E. 分清化浊，温肾利湿

11. 茵栀黄口服液的功能

12. 消炎利胆片的功能

13. 香连化滞丸的功能

14. 萆薢分清丸的功能

A. 肾炎四味片　B. 肾炎康复片

C. 八正合剂　D. 癃闭舒胶囊

E. 排石颗粒

15. 用于治疗湿热内蕴兼气虚所致的水肿是

16. 用于治疗气阴两虚，脾肾不足，水湿内停证是

17. 用于治疗湿热下注所致的淋证的是

18. 用于治疗肾气不足，湿热瘀阻所致的癃闭的是

19. 用于治疗下焦湿热所致的石淋的是

A. 癃清片　B. 茵陈五苓丸

C. 消炎利胆片　D. 香连丸

E. 排石颗粒

20. 用于治疗下焦湿热所致的热淋的是

21. 用于治疗肝胆湿热，脾肺郁结所致的黄疸的是

22. 用于治疗肝胆湿热所致的胁痛，口苦的是

23. 用于治疗大肠湿热所致的痢疾的是

参考答案

最佳选择题：1. E　2. B　3. B

配伍选择题：4. C 5. D 6. A 7. B 8. C 9. D 10. E 11. A 12. B 13. C 14. E 15. A 16. B 17. C 18. D 19. E 20. A 21. B 22. C 23. D

第二十节 蠲 痹 剂

（一）祛寒通痹剂

【小活络丸】

功能：祛风散寒，化痰除湿，活血止痛

主治：风寒湿邪闭阻，痰瘀阻络所致的痹病

【木瓜丸】

功能：祛风散寒，除湿通络

主治：风寒湿闭阻所致的痹病

【风湿骨痛丸（胶囊）】

功能：温经散寒，通络止痛

主治：寒湿闭阻经络所致的痹病

【经典试题——真题再现】

多项选择题

1. 小活络丸的功能有（2015 年 X 型 119 题）

A. 发表散寒 B. 祛风散寒 C. 化痰除湿

D. 活血止痛 E. 缓急止痛

答案：BCD

（二）清热痛痹剂

【四妙丸】

功能：清热利湿

主治：湿热下注所致的痹病

【痛风定胶囊】

功能：清热祛湿，活血通络定痛

主治：湿热瘀阻所致的痹病

【经典试题——真题再现】

配伍选择题

A. 天麻丸 B. 木瓜丸 C. 四妙丸

D. 尪痹颗粒 E. 颈复康颗粒

1. 某男，70 岁，久患风寒湿痹，症见关节疼痛，肿胀，屈伸不利，风寒，肢体麻木，腰膝酸软。宜选用的成药是（2016 年 B 型 86 题）

2. 某女，26 岁，新患湿热痹症，症见足膝红肿，筋骨疼痛。宜选用的成药是（2016 年 B 型 87 题）

答案：1. B 2. C

（三）活血通痹剂

【颈复康颗粒】

功能：活血通络，散风止痛

主治：风湿瘀阻所致的颈椎病

（四）补虚通痹剂

【独活寄生合剂】

功能：养血舒筋，祛风除湿，补益肝肾

主治：风寒湿闭阻，肝肾两亏，气血不足所致的痹病

【天麻丸（片）】

功能：祛风除湿，通络止痛，补益肝肾

主治：风湿痹阻，肝肾不足所致的痹病

【仙灵骨葆胶囊】

功能：滋补肝肾，活血通络，强筋壮骨

主治：肝肾不足，瘀血阻络所致的骨质疏松

【尪痹颗粒（片）】

功能：补肝肾，强筋骨，祛风湿，通经络

主治：肝肾不足，风湿痹阻所致的尪痹

【壮腰健肾丸（口服液）】

功能：壮腰健肾，祛风活络

主治：肾亏腰痛，风湿骨痛

【经典试题——真题再现】

最佳选择题

1. 仙灵古葆胶囊除滋补肝肾，强筋壮骨外，又能（2015 年 A 型 35 题）

A. 通络利湿 B. 祛风活络 C. 散风止痛

D. 活血通络 E. 化痰除湿

答案：D

（五）小结

本节中成药主要治疗各种痹证，注意寒湿，湿热，风湿，以及肝肾不足的辨证

寒湿瘀阻——小活络丸；木瓜丸；风湿骨痛丸

湿热瘀阻——四妙丸；痛风定胶囊

风湿瘀阻——颈复康颗粒（颈椎病）

肝肾不足——独活寄生合剂（寒湿闭阻）天麻丸（风湿闭阻）；仙灵骨葆胶囊（瘀血阻络）；尪痹颗粒（风湿痹阻）

肾亏腰痛——壮腰健肾丸

【单 元 测 试】

一、最佳选择题（A 型题）

每题 1 分。题干在前，选项在后。每道题的备选选项中，只有一个最佳答案，多选、错选或不选均不得分。

1. 风寒湿闭阻，肝肾两亏，气虚不足所致痹病首选

A. 通风定胶囊　　B. 天麻丸
C. 四妙丸　　D. 木瓜丸
E. 独活寄生合剂

二、配伍选择题（B 型题）

每题 1 分。备选答案在前，试题在后。每组若干小题。备选项可重复选用，也可不选用。每组题均对应同一组备选答案，每题只有一个正确答案。

A. 四妙丸　　B. 小活络丸
C. 痛风定胶囊　　D. 独活寄生合剂
E. 木瓜丸

2. 具有祛风散寒，除湿通络功能的是
3. 具有清热利湿功能的是
4. 具有养血舒筋，祛风除湿，补益肝肾的是
5. 具有清热祛湿，活血通络定痛的是

A. 温经散寒，通络止痛
B. 活血通络，散风止痛
C. 祛风除湿，通络止痛，补益肝肾
D. 补肝肾，强筋骨，祛风湿，通经络
E. 壮腰健肾，祛风活络

6. 风湿骨痛丸的功能是
7. 颈复康颗粒的功能是
8. 天麻丸的功能是
9. 尪痹颗粒的功能是
10. 壮腰健肾丸的功能是

A. 风湿骨痛丸　　B. 颈复康颗粒
C. 天麻丸　　D. 尪痹颗粒
E. 仙灵骨葆片

11. 用于治疗肝肾不足，风湿痹阻所致尪痹的是
12. 用于治疗风湿痹阻，肝肾不足所致的痹病的是
13. 用于治疗寒湿闭阻经络所致的痹病的是
14. 用于治疗肝肾不足，瘀血阻络所致的骨质疏松的是
15. 用于治疗风湿瘀阻所致的颈椎病的是

A. 小活络丸　　B. 痛风定胶囊
C. 尪痹颗粒　　D. 壮腰健肾丸
E. 仙灵古葆胶囊

16. 用于治疗风寒湿邪闭阻，痰瘀阻络所致的痹病的是
17. 用于治疗湿热瘀阻所致的痹病的是
18. 用于治疗肾亏腰痛，风湿骨痛的是

参考答案

最佳选择题：1. E

配伍选择题：2. E　3. A　4. D　5. C　6. A　7. B　8. C　9. D　10. E　11. D　12. C　13. A　14. E　15. B　16. A　17. B　18. D

第二章　外科、皮肤科常用中成药

第一节　治疮疡剂

（一）解毒消肿剂

【连翘败毒丸】

功能：清热解毒，消肿止痛

主治：热毒蕴结肌肤所致的疮疡

【牛黄醒消丸】

功能：清热解毒，活血祛瘀，消肿止痛

主治：热毒郁滞，痰瘀互结所致的痈疽

【如意金黄散】

功能：清热解毒，消肿止痛

主治：热毒瘀滞肌肤所致疮疡肿痛

（二）生肌敛疮剂

【生肌玉红膏】

功能：解毒，祛腐，生肌

主治：热毒壅盛所致的疮疡

【紫草膏】

功能：化腐生肌，解毒止痛

主治：热毒蕴结所致的疮疡

【拔毒生肌散】

功能：拔毒生肌

主治：热毒内蕴所致的溃疡

（三）清热消痤剂

【当归苦参丸】

功能：活血化瘀，燥湿清热

主治：湿热瘀阻所致的粉刺，酒糟

【经典试题——真题再现】

最佳选择题

1. 紫草膏除化腐生肌外，又能（2016 年 A 型 36 题）

A. 化痰散结　B. 解毒止痛　C. 活血软坚
D. 燥湿清热　E. 祛风止痒

答案：B

第二节　治烧伤剂

清解收敛剂

【京万红软膏】

功能：活血解毒，消肿止痛，祛腐生肌

主治：轻度水、火烫伤，疮疡肿痛，创面溃烂

第三节　治瘰核乳癖剂

散结消核剂

【内消瘰疬丸】

功能：化痰，软坚，散结

主治：痰湿凝脂所致的瘰疬

【小金丸（胶囊）】

功能：散结消肿，化瘀止痛

主治：痰气凝滞所致的瘰疬

【阳和解凝膏】

功能：温阳化湿，消肿散结

主治：脾肾阳虚，痰瘀互结所致的阴疽

【乳癖消胶囊（颗粒，片）】

功能：软坚散结，活血消痈，清热解毒

主治：痰热互结所致的乳癖，乳痈

【经典试题——真题再现】

配伍选择题

A. 痰湿互结所导致的瘰疬
B. 热毒蕴结所致的疮疡
C. 痰热互结所导致的乳癖，乳核
D. 脾肾两肾，痰瘀互结所导致的阴疽
E. 痰气互结所导致的瘰疬

1. 小金丸主治（2015 年 B 型 89 题）
2. 乳癖消胶囊主治（2015 年 B 型 90 题）

答案：1. E　2. C

第四节　治痔肿剂

清肠消痔剂

【地榆槐角丸】

功能：疏风凉血，泻热润燥

主治：脏腑实热，大肠火盛所致的肠风便血

【马应龙麝香痔疮膏】

功能：清热燥湿，活血消肿，祛腐生肌

主治：湿热瘀阻所致的各类痔疮

第五节　治疹痒剂

祛风止痒剂

【消风止痒颗粒】

功能：清热除湿，消风止痒

主治：风湿热邪蕴阻所致的湿疮

【消银颗粒（片）】

功能：清热凉血，养血润肤，祛风止痒

主治：血热风燥型白疕和血虚风燥型白疕

【经典试题——真题再现】

配伍选择题

A. 活血化瘀　B. 清热凉血　C. 散结消肿

D. 凉血利湿　E. 清热除湿

1. 当归苦参丸除燥湿清热外，又能（2016年B型88题）
2. 消风止痒颗粒除消风止痒外，又能（2016年B型89题）
3. 消银颗粒除养血润肤、祛风止痒外，又能（2016年B型90题）

答案：1. A　2. E　3. B

小　结

热毒蕴结——连翘败毒丸（疮疡）；如意金黄散（疮疡，丹毒）；生肌玉红膏（疮疡）；紫草膏（溃疡）；拔毒生肌散（溃疡）

痰瘀互结——牛黄醒消丸（痈疽）；阳和解凝膏（脾肾阳虚，阴疽）

湿热瘀阻——当归苦参丸（粉刺）；马应龙麝香痔疮膏（痔疮）

烫伤——京万红软膏

痰湿——内消瘰疬丸（瘰疬）；小金丸（瘰疬）

痰热互结——乳癖消胶囊

大肠火盛——地榆槐角丸

【单元测试】

一、最佳选择题（A型题）

每题1分。题干在前，选项在后。每道题的备选选项中，只有一个最佳答案，多选、错选或不选均不得分。

1. 生肌玉红膏能解毒生肌，适用于疮疡病症为
A. 阴证疮疡，症见疮面色鲜、脓腐将尽
B. 热毒壅盛所致的疮疡，症见疮面浓液稠厚、腐肉未脱
C. 热毒壅盛所致的疮疡，症见疮面色鲜、脓腐将尽
D. 阴证疮疡，症见疮面浓液稠厚、腐肉未脱
E. 溃痛脓腐未清者

2. 以下常用中成药中功能疏风凉血，泻热润燥的是
A. 消风止痒颗粒　B. 消银颗粒
C. 京万红　D. 小金丸
E. 地榆槐角丸

3. 主治轻度水、火烫伤，皮肤损伤的是
A. 如意金黄散　B. 拔毒生肌散
C. 京万红　D. 紫草膏
E. 阳和解凝膏

4. 主治血热风燥型白疕的是
A. 消风止痒颗粒　B. 京万红
C. 消银颗粒　D. 地榆槐角丸
E. 紫草膏

二、配伍选择题（B型题）

每题1分。备选答案在前，试题在后。每组若干小题。备选项可重复选用，也可不选用。每组题均对应同一组备选答案，每题只有一个正确答案。

A. 牛黄醒消丸　B. 紫草膏
C. 地榆槐角丸　D. 马应龙路香痔疮膏
E. 连翘败毒丸

5. 具有清热解毒，消肿止痛作用的是
6. 可以治疗肛周湿疹的是

7. 具有清热解毒，活血祛瘀，消肿止痛作用的是
A. 连翘败毒丸　B. 生肌玉红膏
C. 如意金黄散　D. 拔毒生肌散
E. 牛黄醒消丸
8. 主治热毒郁滞、痰瘀互结所致的痈疽发背、瘰疬流注、乳痈乳岩的是
9. 主治热毒蕴结肌肤所致的疮疡，症见局部红肿热痛、未溃破的是
A. 内消瘰疬丸　B. 拔毒生肌散
C. 阳和解凝膏　D. 消风止痒颗粒
E. 地榆槐角丸
10. 用于治疗痰湿凝滞所致的瘰疬的是
11. 用于治疗痰瘀互结所致的阴疽的是
12. 用于治疗脏腑实热，大肠火盛所致的肠风便血的是
13. 用于治疗风湿热邪蕴阻所致的湿疮的是
14. 热毒内蕴所致的溃疡
A. 清热解毒，消肿止痛
B. 解毒，祛腐，生肌　C. 拔毒生肌
D. 化痰，软坚，散结
E. 温阳化湿，消肿散结
15. 如意金黄伞的功能是
16. 生肌玉红膏的功能是
17. 拔毒生肌散的功能是
18. 内消瘰疬丸的功能是
A. 清热解毒，凉血化瘀，消肿止痛，祛腐生肌
B. 散结消肿，化瘀止痛
C. 温阳化湿，消肿散结
D. 软坚散结，活血消痈，清热解毒
E. 清热燥湿，活血消肿，祛腐生肌
19. 京万红软膏的功能是
20. 小金丸的功能是
21. 阳和解凝膏的功能是
22. 乳癖消胶囊的功能是
23. 马应龙麝香痔疮膏的功能是

参考答案

最佳选择题：1. C　2. E　3. C　4. C
配伍选择题：5. E　6. D　7. A　8. E　9. A　10. A　11. C　12. E　13. D　14. B　15. A　16. B　17. C　18. D　19. A　20. B　21. C　22. D　23. E

第三章 妇科常用中成药

第一节 调 经 剂

（一）活血行气调经剂

【大黄䗪虫丸】

功能：活血破瘀，通经消癥

主治：瘀血内停所致的癥瘕，闭经

【益母草颗粒（膏，胶囊，口服液）】

功能：活血调经

主治：血瘀所致的月经不调，产后恶露不绝

【妇科十味片】

功能：养血舒肝，调经止痛

主治：血虚肝郁所致月经不调，痛经，月经前后诸证

【七制香附丸】

功能：疏肝理气，养血调经

主治：气滞血瘀所致的通经，月经量少，闭经

【经典试题——真题再现】

最佳选择题

1. 益母草颗粒的功能是（2015 年 A 型 37 题）

A. 活血止血　B. 活血调经　C. 活血行气

D. 活血散寒　E. 破血消癥

答案：B

（二）补虚扶正调经剂

【安坤颗粒】

功能：滋阴清热，养血调经

主治：阴虚血热所致的月经先期，月经量多，经期延长

【八珍益母丸（胶囊）】

功能：益气养血，活血调经

主治：气血两虚兼有血瘀所致的月经不调

【乌鸡白凤丸（片）】

功能：补气养血，调经止带

主治：气血两虚，崩漏带下

【女金丸】

功能：益气养血，理气活血，止痛

主治：气血两虚，气滞血瘀所致的月经不调

（三）温经活血调经剂

【少腹逐瘀丸（颗粒）】

功能：温经活血，散寒止痛

主治：寒凝血瘀所致的月经后期，痛经，产后腹痛

【艾附暖宫丸】

功能：理气养血，暖宫调经

主治：血虚气滞，下焦虚寒所致的月经不调，痛经

（四）固崩止血剂

【固经丸】

功能：滋阴清热，固经止带

主治：阴虚血热所致的月经先期

【宫血宁胶囊】

功能：凉血止血，清热除湿，化瘀止痛

主治：血热所致的崩漏下血，月经过多

（五）安坤除烦剂

【更年安片】

功能：滋阴清热，除烦安神

主治：肾阴虚所致的绝经前后诸证

【坤宝丸】

功能：滋补肝肾，养血安神

主治：肝肾阴虚所致的绝经前后诸证

【经典试题——真题再现】

配伍选择题

A. 滋阴养血，补心安神

B. 滋阴清热，除烦安神

C. 疏肝解郁，安定神志

D. 清心养血　E. 滋补肝肾，养血安神

1. 坤宝丸的功能是（2015 年 B 型 93 题）
2. 更年安片的功能是（2015 年 B 型 94 题）

答案：1. E　2. B

A. 坤宝丸　B. 宫血宁胶囊

C. 乌鸡白凤丸　D. 益母草颗粒

E. 妇科十味片

3. 某女，48 岁，患更年期综合征 2 年，症见烘热汗出，心烦易怒，少寐健忘，头晕耳鸣，

口渴咽干，四肢酸楚。证属肝肾阴虚，宜选用的成药是（2016 年 B 型 91 题）

4. 某女，44 岁，因过度劳作，多次流产，导致身体瘦弱，腰膝酸软，月经不调，崩漏，带下。证属气血两虚，宜选用的成药是（2016 年 B 型 92 题）

5. 某女，28 岁，患月经病，症见月经过多，色泽鲜红。证属血热，宜选用的成药是（2016 年 B 型 93 题）

答案：3. A　4. C　5. B

第二节　止　带　剂

（一）健脾祛湿止带剂

【千金止带丸】

功能：健脾补肾，调经止带

主治：脾肾两虚所致的月经不调，带下

（二）清热祛湿止带剂

【白带丸】

功能：清热，除湿，止带

主治：湿热下注所致的带下病

【妇科千金片】

功能：清热除湿，益气化瘀

主治：湿热瘀阻所致的带下病

【妇炎平胶囊】

功能：清热解毒，燥湿止带，杀虫止痒

主治：湿热下注所致的带下病

【花红颗粒（片）】

功能：清热解毒，燥湿止带，祛瘀止痛

主治：湿热瘀滞所致带下病，月经不调

【消糜栓】

功能：清热解毒，燥湿杀虫，祛腐生肌

主治：湿热下注所致的带下病

【保妇康栓】

功能：行气破瘀，生肌止痛

主治：湿热瘀滞所致的带下病

【经典试题——真题再现】

最佳选择题

1. 某女，42 岁，患慢性宫颈炎数年，症见带下量多，色黄黏稠，臭秽，小腹疼痛，腰骶酸疼，神疲乏力。治当清热除湿、益气化瘀。宜选用的成药是（2016 年 A 型 37 题）

A. 坤宝丸　B. 消糜栓　C. 花红片

D. 妇科千金片　E. 保妇康泡沫剂

答案：D

配伍选择题

A. 白带丸　B. 妇科十味片

C. 安坤颗粒　D. 千金止带丸

E. 花红颗粒

2. 某女，35 岁，半年来，月经期提前，经量较多，净色红质稀，腰膝酸软，五心烦热，证属阴虚血热，应当滋阴清热，养血调经，宜选用的成药是（2015 年 B 型 91 题）

3. 某女，40 岁，患慢性盆腔炎及子宫内膜炎，症见带下量多，色黄质稠，小腹隐痛，经行腹痛。证属湿热瘀滞，治当清热解毒，燥湿止带，祛瘀止痛，宜选用的成药是（2015 年 B 型 92 题）

答案：2. C　3. E

第三节　产后康复剂

（一）化瘀生新剂

【生化丸】

功能：养血祛瘀

主治：产后受寒，寒凝血瘀所致的产后病

【产复康颗粒】

功能：补气养血，祛瘀生新

主治：气虚血瘀所致的产后恶露不绝

（二）调理通乳剂

【下乳涌泉散】

功能：舒肝养血，通乳

主治：肝郁气滞所致的产后乳汁少

【通乳颗粒】

功能：益气养血，通络下乳

主治：产后气血亏损，乳少，无乳，乳汁不通

第四节　疗　杂　病　剂

活血消癥剂

【桂枝茯苓丸】

功能：活血，化瘀，消癥

主治：妇人宿有癥块，或血瘀经闭

小 结

本节中成药主要用于治疗妇科疾病，注意气血，瘀，湿的辨证

瘀血——大黄蛰虫丸（癥瘕）；益母草颗粒（月经不调，恶露不绝）；桂枝茯苓丸（癥块）

血虚肝郁——妇科十味片（月经不调）

气滞血虚——七制香附丸（痛经）；艾附暖宫丸（下焦虚寒痛经）

阴虚血热——安坤颗粒（月经先期）；固经丸（月经先期

气血两虚——八珍益母丸（兼血瘀；月经不调）；乌鸡白凤丸（崩漏带下）；女金丸（气滞血瘀月经不调）；通乳颗粒（乳汁过少）

寒凝血瘀——少腹逐瘀丸；生化丸（产后病）

气虚血瘀——产复扛颗粒（产后恶露不绝）

血热——宫血宁胶囊（崩漏）

阴虚——更年安片（绝经前后诸证）

肝肾阴虚——坤宝丸（绝经前后诸证）

脾肾两虚——千金止带丸（带下病）

湿热下注——白带丸（带下病）；妇炎平胶囊（带下病）；消糜栓（带下病）

湿热瘀阻——妇科千金片（带下病）；花红颗粒（带下病）；保妇康栓（带下病）

肝郁气滞——下乳涌泉散（乳汁过少）

【单 元 测 试】

一、最佳选择题（A 型题）

每题 1 分。题干在前，选项在后。每道题的备选选项中，只有一个最佳答案，多选、错选或不选均不得分。

1. 既补气养血，又调经止带的常用中成药是
A. 益母草膏　B. 四物合剂　C. 更年舒片
D. 乌鸡白凤丸　E. 当归红枣颗粒

2. 妇科十味片除了养血舒肝，还可
A. 滋阴清热　B. 通经消癥　C. 调经止痛
D. 调经止带　E. 理气活血

3. 能疏肝理气，养血调经的常用中成药是
A. 七制香附丸　B. 调经活血片
C. 乌鸡白凤丸　D. 益母草颗粒
E. 妇康宁片

4. 产复康颗粒除了补气养血外，还可
A. 祛瘀生新　B. 舒肝养血　C. 通络下乳
D. 散寒止痛　E. 活血止血

5. 女金丸除了理气，活血止痛外，还可
A. 益气养血　B. 调经止带　C. 散寒止痛
D. 滋阴清热　E. 温经活血

6. 安坤颗粒除了滋阴清热外，还可
A. 疏肝理气　B. 养血调经　C. 活血调经
D. 补气养血　E. 养血行气

7. 八珍益母丸的功能是
A. 补气养血，调经止带
B. 滋阴清热，养血调经
C. 益气养血，活血调经
D. 补气养血，活血调经
E. 益气养血，养血调经

8. 少腹逐瘀颗粒除了温经活血外，还可
A. 散寒止痛　B. 补气养血　C. 散寒活血
D. 调经止带　E. 活血调经

9. 艾附暖宫丸除了暖宫调经外，还可
A. 补气养血　B. 散寒止痛　C. 散寒活血
D. 理气养血　E. 调经止带

10. 具有清热解毒，燥湿止带，祛瘀止痛功能的常用中成药是
A. 固经丸　B. 花红颗粒　C. 消糜栓
D. 妇科千金片　E. 妇炎平胶囊

二、配伍选择题（B 型题）

每题 1 分。备选答案在前，试题在后。每组若干小题。备选项可重复选用，也可不选用。每组题均对应同一组备选答案，每题只有一个正确答案。

A. 固经丸　B. 乌鸡白凤丸　C. 逍遥丸
D. 女金丸　E. 艾附暖宫丸

11. 用于血虚气滞、下焦虚寒引起的月经不调的是
12. 用于阴虚血热引起的月经不调的是
13. 用于肝郁脾虚引起的月经不调的是
14. 用于气血两虚、气滞血瘀引起的月经不调的是

A. 大黄蛰虫丸　B. 固经丸
C. 宫血宁胶囊　D. 千金止带丸
E. 白带丸

15. 具有活血破瘀，通经消癥功能的是
16. 具有滋阴清热，固经止带功能的是
17. 具有凉血止血，清热除湿，化瘀止痛功能的是
18. 具有健脾补肾，调经止带功能的是
19. 具有清热，除湿，止带功能的是

A. 通乳颗粒　B. 乌鸡白凤丸
C. 七制香附丸　D. 妇炎平胶囊
E. 桂枝茯苓丸

20. 具有清热解毒，燥湿止带，杀虫止痒功能的是
21. 具有舒肝养血，通乳功能的是
22. 具有活血，化瘀，消癥功能的是

A. 消糜栓　B. 保妇康栓　C. 生化丸
D. 下乳涌泉散　E. 桂枝茯苓丸

23. 具有清热解毒，燥湿杀虫，祛腐生肌功能的是
24. 具有行气破瘀，生肌止痛功能的是
25. 具有养血祛瘀功能的是
26. 具有舒肝养血，通乳功能的是

A. 大黄蛰虫丸　B. 益母草颗粒
C. 妇科十味片　D. 七制香附丸
E. 八珍益母丸

27. 适用于瘀血内停所致的癥瘕，闭经的中成药
28. 适用于血瘀所致的月经不调，产后恶露不绝的中成药
29. 适用于血虚肝郁所致月经不调，痛经，月经前后诸证的中成药
30. 适用于气滞血瘀所致的通经，月经量少，闭经的中成药
31. 适用于气血两虚兼有血瘀所致的月经不调的中成药

A. 少腹逐瘀丸　B. 更年安片
C. 千金止带丸　D. 白带丸
E. 妇科千金片

32. 适用于寒凝血瘀所致的月经后期，痛经，产后腹痛的中成药
33. 适用于肾阴虚所致的绝经前后诸证的中成药
34. 适用于脾肾两虚所致的月经不调，带下的中成药
35. 用于湿热下注所致的带下病的中成药
36. 适用于湿热瘀阻所致的带下病的中成药

A. 妇炎平胶囊　B. 保妇康栓
C. 生化丸　D. 产复康颗粒

37. 适用于湿热下注所致的带下病的中成药是
38. 适用于湿热瘀滞所致的带下病的中成药是
39. 适用于产后受寒，寒凝血瘀所致的产后病的中成药是
40. 适用于气虚血瘀所致的产后恶露不绝的中成药是

A. 消糜栓　B. 下乳涌泉散
C. 通乳颗粒　D. 桂枝茯苓丸

41. 适用于湿热下注所致的带下病的中成药是
42. 适用于肝郁气滞所致的产后乳汁少的中成药是
43. 适用于产后气血亏损，乳少，无乳，乳汁不通的中成药是
44. 适用于妇人宿有癥块，或血瘀经闭的中成药是

参考答案

最佳选择题：1. D　2. C　3. A　4. A　5. A　6. B　7. C　8. A　9. D　10. B

配伍选择题：11. E　12. A　13. C　14. D　15. A　16. B　17. C　18. D　19. E　20. D　21. A　22. E　23. A　24. B　25. C　26. D　27. A　28. B　29. C　30. D　31. E　32. A　33. B　34. C　35. D　36. E　37. A　38. B　39. C　40. D　41. A　42. B　43. C　44. D

第四章 儿科常用中成药

第一节 解 表 剂

（一）疏散风热剂

【小儿热速清口服液】

功能：清热解毒，泻火利咽

主治：小儿外感风热所致的感冒

【儿感清口服液】

功能：解表清热，宣肺化痰

主治：小儿外感风寒，肺胃蕴热证

（二）发散风寒剂

【解肌宁嗽丸】

功能：解表宣肺，止咳化痰

主治：外感风寒，痰浊阻肺所致的小儿感冒发热，咳嗽痰多

第二节 清 热 剂

清热解毒消肿剂

【小儿咽扁颗粒】

功能：清热利咽，解毒止痛

主治：小儿肺卫热盛所致的喉痹，乳蛾

【小儿化毒散（胶囊）】

功能：清热解毒，活血消肿

主治：热毒内蕴，毒邪未尽所致的口疮

第三节 止 泻 剂

（一）清利止泻剂

【小儿泻速停颗粒】

功能：清热利湿，健脾止泻，缓急止痛

主治：小儿湿热蕴结大肠所致的泄泻

（二）健脾止泻剂

【止泻灵颗粒】

功能：健脾益气，渗湿止泻

主治：脾胃虚弱所致的泄泻

【健脾康儿片】

功能：健脾养胃，消食止泻

主治：脾胃气虚所致的泄泻

【经典试题——真题再现】

最佳选择题

1. 小儿泻速停颗粒的主治（2015年A型38题）

A. 脾虚泄泻　B. 食积泄泻　C. 湿热泄泻

D. 寒湿泄泻　E. 五更泄泻

答案：C

第四节 消 导 剂

（一）消食导滞剂

【小儿消食片】

功能：消食化滞，健脾和胃

主治：食滞肠胃所致的积滞

【小儿化食丸】

功能：消食化滞，泻火通便

主治：食滞化热所致的积滞

【一捻金】

功能：消食导滞，祛痰通便

主治：脾胃不和，痰食阻滞所致的积滞

（二）健脾消食剂

【健脾消食丸】

功能：健脾，和胃，消食，化滞

主治：脾胃气虚所致的疳证

【肥儿丸】

功能：健脾消积，驱虫

主治：小儿消化不良，虫积腹痛

【经典试题——真题再现】

最佳选择题

1. 健脾消食丸除健脾、消食外，又能（2016年A型38题）

A. 润肠通便　B. 杀虫止痛

C. 和胃，化滞　D. 行气，利水

E. 祛痰，通便
答案：C

第五节 止咳喘剂

清宣降气化痰剂

【小儿咳喘灵颗粒（口服液）】
功能：宣肺清热，止咳祛痰，平喘
主治：小儿外感风热所致的感冒，咳喘

【清宣止咳颗粒】
功能：疏风清热，宣肺止咳
主治：小儿外感风热所致的咳嗽

【鹭鸶咯丸】
功能：宣肺，化痰，止咳
主治：痰浊阻肺所致的顿咳，咳嗽

【儿童清肺丸（合剂）】
功能：清肺，解表，化痰，止嗽
主治：小儿风寒外束，肺经痰热证

【小儿消积止咳口服液】
功能：清热肃肺，消积止咳
主治：小儿饮食停滞，痰热蕴肺所致的咳嗽

【经典试题——真题再现】

配伍选择题

A. 鹭鸶咳丸　B. 儿童清肺合剂
C. 清宣止咳颗粒　D. 小儿咳喘灵颗粒
E. 小儿消积止咳口服液

1. 某女，3岁，患百日咳，症见咳嗽阵作，痰鸣气短，咽干声哑，证属痰浊阻肺，治当宣肺，化痰，止咳，宜选用的成药是（2015年B型95题）
2. 某女，5岁，因淋雨受寒致病，症见面赤身热，咳嗽气促，痰多黏稠，咽痛声哑，证属风寒外束，肺经痰热，治当清肺，解表，化痰，止嗽，宜选用的成药是（2015年B型96题）
3. 某男，7岁，患上呼吸道感染，症见发热，恶风，微有汗出，咳嗽咳痰，咳喘气促，证属外感风热，治当宣肺清热，止咳祛痰，平喘，宜选用的成药是（2015年B型97题）

答案：1. A　2. B　3. D

A. 燥湿化痰　B. 化痰通便　C. 健脾补肾
D. 化痰，息风　E. 化痰，止嗽

4. 儿童清肺丸除清肺、解表外，又能（2016年B型78题）

答案：E

A. 驱虫　B. 清燥润肺　C. 清热肃肺
D. 清热凉肝　E. 泻火通便

5. 肥儿丸除健脾消积外，又能（2016年B型94题）
6. 小儿化食丸除消食化滞外，又能（2016年B型95题）
7. 小儿消积止咳口服液除消积止咳外，又能（2016年B型96题）

答案：5. A　6. E　7. C

第六节 补虚剂

益气养阴剂

【龙牡壮骨颗粒】
功能：强筋壮骨，和胃健脾
主治：治疗和预防小儿佝偻病，软骨病

第七节 镇惊息风剂

治急惊剂

【琥珀抱龙丸】
功能：清热化痰，镇静安神
主治：饮食内伤所致的痰食型急惊风

【牛黄抱龙丸】
功能：清热镇惊，祛风化痰
主治：小儿风痰壅盛所致的惊风

小结

本节中成药主要治疗小儿疾病，多关注药品名称与治疗功效的联系性。

风热感冒——小儿热速清口服液；小儿咳喘灵颗粒；清宣止咳颗粒（咳嗽）

风寒感冒——儿感清口服液（肺胃蕴热）；解肌宁嗽丸（痰浊阻肺）；儿童清肺丸（肺经痰热）

热盛——小儿咽扁颗粒（咽喉肿痛）
热毒——小儿化毒散（口疮）
湿热——小儿泻速停颗粒（泄泻）

脾胃虚——止泻灵颗粒（泄泻）；健脾康儿片（气虚）；健脾消食丸（疳证）；肥儿丸（虫积）；龙牡壮骨颗粒（佝偻病）

食滞——小儿消食片（积滞）；小儿化食丸（化热）；一捻金（痰食阻滞）；小儿消积止咳口服液（痰热蕴肺）；琥珀抱龙丸（急惊风）

痰浊——鹭鸶咯丸（百日咳）；牛黄抱龙丸（惊风）

【单元测试】

一、最佳选择题（A 型题）

每题 1 分。题干在前，选项在后。每道题的备选选项中，只有一个最佳答案，多选、错选或不选均不得分。

1. 小儿热速清口服液用于
A. 小儿痱毒　B. 风热感冒　C. 口舌生疮
D. 痰饮咳喘　E. 脘腹胀满

2. 具有解表清热、宣肺化痰，用于小儿外感风寒、肺胃蕴热证的药物是
A. 健脾康儿片　B. 小儿热速清口服液
C. 儿感清口服液　D. 肥儿宝颗粒
E. 解肌宁嗽丸

3. 具有清热利咽，解毒止痛，用于小儿肺胃热盛所致的喉痹、乳蛾的是
A. 小儿消食片　B. 小儿咽扁颗粒
C. 儿感清口服液　D. 健脾消食丸
E. 肥儿宝颗粒

4. 解肌宁嗽丸的功能是
A. 解表宣肺，止咳化痰
B. 清热解暑，清利头目
C. 疏散风热，宣肺平喘
D. 发散风寒，疏肝行气
E. 发散风寒，健脾益肾

5. 具有健脾养胃，消食止泻的作用，用于小儿腹胀便泄、面黄肌瘦、食少倦怠、小便短少的药物是
A. 小儿泻速停颗粒　B. 健脾消食丸
C. 止泻灵颗粒　D. 肥儿宝颗粒
E. 健脾康儿片

6. 一捻金的功能是
A. 消食化滞，泻火通便
B. 消食导滞，祛痰通便
C. 健脾和胃，消食化滞
D. 消食化滞，健脾和胃
E. 健胃消积，驱虫

7. 用于脾胃气虚所致的疳证的药物是
A. 小儿化食丸　B. 小儿消食片
C. 一捻金　D. 健脾消食丸
E. 肥儿丸

8. 具有强筋壮骨，和胃健脾用于治疗和预防小儿佝偻病、软骨病的是
A. 龙牡壮骨颗粒　B. 琥珀抱龙丸
C. 牛黄抱龙丸　D. 一捻金
E. 肥儿丸

9. 用于小儿风寒外束、肺经痰热所致的面赤身热、咳嗽气促、痰多黏稠、咽痛声哑的是
A. 小儿咽扁颗粒　B. 健脾消食丸
C. 小儿化毒散　D. 小儿退热口服液
E. 儿童清肺丸

二、配伍选择题（B 型题）

每题 1 分。备选答案在前，试题在后。每组若干小题。备选项可重复选用，也可不选用。每组题均对应同一组备选答案，每题只有一个正确答案。

A. 肥儿丸　B. 小儿化毒散
C. 小儿消积止咳口服液　D. 儿感清口服液
E. 鹭鸶咯丸

10. 用于热毒内蕴、毒邪未尽所致的口疮肿痛、疮疡溃烂、烦躁口渴、大便秘结的是

11. 用于小儿消化不良，虫积腹痛，面黄肌瘦，食少腹胀，泻泄，宜选

12. 用于小儿饮食积滞，痰热蕴肺所致咳嗽，夜间加重，喉间痰鸣，腹胀、口臭，宜选

13. 痰浊阻肺所致顿咳、咳嗽，症见咳嗽阵作，痰鸣气促，咽干声哑，百日咳等，宜选

A. 止泻灵颗粒　B. 小儿化毒散
C. 清宣止咳颗粒　D. 小儿消积止咳口服液
E. 牛黄抱龙丸

14. 具有健脾益气、渗湿止泻作用的是

15. 具有清热解毒，活血消肿作用的是

16. 具有疏风清热，宣肺止咳作用的是

17. 具有清热镇惊，祛风化痰作用的是

A. 小儿热速清口服液　B. 儿感清口服液
C. 小儿泻速停颗粒　D. 小儿消食片

E. 琥珀抱龙丸
18. 具有清热解毒，泻火利咽作用的是
19. 具有解表清热，宣肺化痰作用的是
20. 具有清热利湿，健脾止泻，缓急止痛作用的是
21. 具有食滞化热所致的积滞作用的是
22. 具有清热化痰，镇静安神作用的是
A. 解肌宁嗽丸　B. 小儿咽扁颗粒
C. 止泻灵颗粒　D. 小儿消食片
E. 小儿化食丸
23. 适用于外感风寒，痰浊阻肺所致的小儿感冒发热，咳嗽痰多的中成药是
24. 适用于小儿肺卫热盛所致的喉痹，乳蛾的中成药是
25. 适用于脾胃虚弱所致的泄泻的中成药是
26. 适用于食滞肠胃所致的积滞的中成药是
27. 适用于食滞化热所致的积滞的中成药是
A. 健脾康儿片　B. 一捻金
C. 清宣止咳颗粒　D. 琥珀抱龙丸
E. 龙牡壮骨颗粒
28. 适用于脾胃气虚所致的泄泻的中成药是
29. 适用于脾胃不和，痰食阻滞所致的积滞的中成药是
30. 适用于小儿外感风热所致的咳嗽的中成药是
31. 适用于饮食内伤所致的痰食型急惊风的中成药是
A. 小儿咳喘灵颗粒　B. 龙牡壮骨颗粒
C. 牛黄抱龙丸　D. 小儿消食片
E. 小儿化食丸
32. 适用于小儿外感风热所致的感冒，咳喘的中成药是
33. 治疗和预防小儿佝偻病，软骨病的中成药是
34. 适用于小儿风痰壅盛所致的惊风的中成药是

参考答案

最佳选择题：1. B　2. C　3. B　4. A　5. E　6. B　7. D　8. A　9. E

配伍选择题：10. B　11. A　12. C　13. E　14. A　15. B　16. C　17. E　18. A　19. B　20. C　21. D　22. E　23. A　24. B　25. C　26. D　27. E　28. A　29. B　30. C　31. D　32. A　33. B　34. C

第五章　眼科常用中成药

第一节　清　热　剂

（一）清热散风明目剂

【明目蒺藜丸】

功能：清热散风，明目退翳

主治：上焦火盛引起的暴发火眼

【明目上清片】

功能：清热散风，明目止痛

主治：外感风热所致的暴发火眼

（二）清热泻火明目剂

【八宝眼药散】

功能：消肿止痛，退翳明目

主治：肝胃火盛所致的目赤肿痛

【黄连羊肝丸】

功能：泻火明目

主治：肝火旺盛所致的目赤肿痛

第二节　扶　正　剂

（一）滋阴养肝明目剂

【明目地黄丸】

功能：滋肾，养肝，明目

主治：肝肾阴虚所致的目涩畏光，视物模糊，迎风流泪）

【石斛夜光颗粒（丸）】

功能：滋阴补肾，清肝明目

主治：肝肾两亏，阴虚火旺所致的内障目暗，视物昏花

【障眼明片】

功能：补益肝肾，退翳明目

主治：肝肾不足所致的干涩不舒

【经典试题——真题再现】

最佳选择题

1. 明目地黄丸的主治是（2015 年 A 型 39 题）

A. 风热上攻所致的目赤肿痛

B. 肝郁血虚所致的目珠夜痛

C. 气阴两虚所致的视物昏花

D. 肝肾阴虚所致的视物模糊

E. 肝血不足所致的青盲雀目

答案：D

配伍选择题

A. 滋阴补肾，清肝明目

B. 补益肝肾，活血明目

C. 活血化瘀，养肝明目

D. 清热散风，明目退翳

E. 泻火明目，利尿通便

1. 明目蒺藜丸的功能是（2016 年 B 型 97 题）

2. 石斛夜光丸的功能是（2016 年 B 型 98 题）

答案：1. D　2. A

（二）益气养阴化瘀明目剂

【复方血栓通胶囊】

功能：活血化瘀，益气养阴

主治：血瘀兼气阴两虚证

小　　结

上焦火盛——明目蒺藜丸

外感风热——明目上清丸

肝胃火盛——八宝眼药散；

肝火旺——黄连羊肝丸

肝肾阴虚——明目地黄丸；石斛夜光颗粒（火旺）；障眼明片（干涩）

血瘀兼气阴两虚——复方血栓通胶囊

【单 元 测 试】

一、最佳选择题（A 型题）

每题 1 分。题干在前，选项在后。每道题的备选选项中，只有一个最佳答案，多选、错选或不选均不得分。

1. 善泻肝火又明目的是

A. 石斛夜光颗粒　　B. 明目蒺藜丸

C. 明目地黄丸　　D. 黄连羊肝丸

E. 明目上清片

2. 活血化瘀，益气养阴的是

A. 石斛夜光颗粒　　B. 障眼明片

C. 明目地黄丸　　D. 黄连羊肝丸
E. 复方血栓通胶囊

二、配伍选择题（B 型题）

每题 1 分。备选答案在前，试题在后。每组若干小题。备选项可重复选用，也可不选用。每组题均对应同一组备选答案，每题只有一个正确答案。

A. 清热散风，明目止痛
B. 消肿止痛，退翳明目
C. 滋肾，养肝，明目
D. 补益肝肾，退翳明目
E. 滋阴补肾，清肝明目

3. 明目上清片的功能是
4. 障眼明片的功能是
5. 明目地黄丸的功能是
6. 八宝眼药散的功能是

A. 明目蒺藜丸　　B. 八宝眼药散
C. 黄连羊肝丸　　D. 明目地黄丸
E. 明目上清片

7. 上焦火盛引起的暴发火眼、羞明多眵、眼边赤烂，宜选用
8. 外感风热所致的暴发火眼、红肿作痛、头晕目眩，宜选用
9. 肝胃火盛所致的目赤肿痛、眼缘溃烂、畏光怕风，宜选用

A. 黄连羊肝丸　　B. 复方血栓通胶囊
C. 障眼明片　　D. 明目地黄丸
E. 石斛夜光颗粒

10. 肝肾两亏、阴虚火旺所致的内障目暗、视物昏花，宜选用
11. 血瘀兼气阴两虚证的视网膜静脉阻塞，宜选用
12. 肝肾不足所致的干涩不舒，宜选用
13. 肝火旺盛，目赤肿痛，宜选用

参考答案

最佳选择题：1. D　2. E

配伍选择题：3. A　4. D　5. C　6. B　7. A　8. E　9. B　10. E　11. B　12. C　13. A

第六章　耳鼻喉、口腔科常用中成药

第一节　治耳聋耳鸣剂

（一）清肝利耳剂

【耳聋丸】

功能：清肝泻火，利湿通窍

主治：肝胆湿热所致的头晕头痛，耳聋耳鸣，耳内流脓

（二）益肾聪耳剂

【耳聋左慈丸】

功能：滋肾平肝

主治：肝肾阴虚所致的耳鸣耳聋，头晕目眩

第二节　治鼻鼽鼻渊剂

（一）清宣通窍剂

【鼻炎康片】

功能：清热解毒，宣肺通窍，消肿止痛

主治：风邪蕴肺所致的急、慢性鼻炎，过敏性鼻炎

【千柏鼻炎片】

功能：清热解毒，活血祛风，宣肺通窍

主治：风热犯肺，内郁化火，凝滞气血所致鼻塞

（二）清化通窍剂

【霍胆丸】

功能：芳香化浊，清热通窍

主治：湿热内蕴，胆经郁火所致的鼻塞，流清涕或浊涕

（三）散风通窍剂

【鼻渊舒胶囊】

功能：疏风清热，祛湿通窍

主治：鼻炎，鼻窦炎属肺经风热及胆腑郁热证

【辛芩颗粒】

功能：益气固表，祛风通窍

主治：肺气不足，风邪外邪所致的鼻痒

【经典试题——真题再现】

配伍选择题

A. 化痰散结　B. 芳香化浊　C. 清热解毒
D. 祛痰利咽　E. 利湿退黄

1. 霍胆丸除清热通窍外，又能（2015 年 B 型 98 题）
2. 鼻炎康除宣肺通窍，消肿止痛外，又能（2015 年 B 型 99 题）
3. 千柏鼻炎片除宣肺通窍，活血祛风外，又能（2015 年 B 型 100 题）

答案： 1. B　2. C　3. C

A. 霍胆丸　B. 鼻炎康片　C. 辛芩颗粒
D. 千柏鼻炎片　E. 鼻渊舒口服液

4. 某女，30 岁，患鼻窦炎数日，症见鼻塞，流黄涕，头痛，尿黄。证属肺经风热及胆腑郁热，治当疏风散热，祛湿通窍，宜选用的成药是（2016 年 B 型 99 题）
5. 某男，25 岁，患过敏性鼻炎数年，时易感冒，近日因气温突降，诱发鼻炎，症见鼻痒，喷嚏，流清涕，证属肺气不足，风邪外袭，治当益气固表、祛风通窍。应选用的成药是（2016 年 B 型 100 题）

答案： 4. E　5. C

第三节　治咽肿声哑剂

（一）清解利咽剂

【冰硼散】

功能：清热解毒，消肿止痛

主治：热毒蕴结所致的咽喉肿痛，牙龈肿痛，口舌生疮

【桂林西瓜霜（胶囊，含片）】

功能：清热解毒，消肿止痛

主治：风热上攻，肺胃热盛所致的乳蛾，喉痹，口糜

【复方鱼腥草片】

功能：清热解毒

主治：外感风热所致的急喉痹，急乳蛾

【六神丸】

功能：清热解毒，消肿利咽，化腐止痛

主治：烂喉丹痧，咽喉肿痛，喉风喉痈

【经典试题——真题再现】

最佳选择题

1. 六神丸除化腐止痛外，又能（2015 年 A 型 40 题）

A. 清热解毒，开音

B. 清热解毒，敛疮

C. 清热解毒，消肿利咽

D. 清热利咽，生津润燥

E. 清热滋阴

答案：C

（二）滋润利咽剂

【玄麦甘桔含片（颗粒）】

功能：清热滋阴，祛痰利咽

主治：阴虚火旺，虚火上浮，口鼻干燥，咽喉肿痛

【清音丸】

功能：清热利咽，生津润燥

主治：肺热津亏，咽喉不利，口舌干燥剂，声哑失音

（三）化腐利咽剂

【锡类散】

功能：解毒化腐，敛疮

主治：心胃火盛所致的咽喉糜烂肿痛

【珠黄散】

功能：清热解毒，祛腐生肌

主治：热毒内蕴所致的咽痛

（四）开音利咽剂

【黄氏响声丸】

功能：疏风清热，化痰散结，利咽开音

主治：风热外束，痰热内盛所致的急、慢性喉瘖

【清咽滴丸】

功能：疏风清热，解毒利咽

主治：外感风热所致的急喉痹

第四节　治口疮剂

清解消肿剂

【栀子金花丸】

功能：清热泻火，凉血解毒

主治：肺胃热盛所致的口舌生疮，牙龈肿痛

【口炎清颗粒】

功能：滋阴清热，解毒消肿

主治：阴虚火旺所致的口腔炎症

【经典试题——真题再现】

最佳选择题

清音丸除清热利咽外，又能（2016 年 A 型 39 题）

A. 生津润燥　B. 凉血解毒　C. 化痰散结

D. 化腐止痛　E. 祛腐生肌

答案：A

小　　结

肝胆湿热——耳聋丸（耳聋）；

肝肾阴虚——耳聋左慈丸（耳聋）

风邪蕴肺——鼻炎康片

风热犯肺——千柏鼻炎片；鼻炎舒胶囊；桂林西瓜霜（咽喉肿痛）；复方鱼腥草片（咽喉肿痛）；黄氏响声丸（痰热内盛声音嘶哑）；清咽滴丸（急喉痹）

湿浊内蕴——霍胆丸

肺气不足——辛芩颗粒

热毒蕴结——冰硼散（咽喉肿痛）；六神丸（咽喉肿痛）；珠黄散（咽喉肿痛）

阴虚火旺——玄麦甘桔含片；口炎清颗粒（口疮）

肺热津亏——清音丸；

心胃火盛——锡类散

肺胃热盛——栀子金花丸（口疮）

【单 元 测 试】

一、最佳选择题（A 型题）

每题 1 分。题干在前，选项在后。每道题

的备选选项中，只有一个最佳答案，多选、错选或不选均不得分。

1. 主治肺气不足、风邪外袭所致的鼻痒、喷嚏、流清涕、易感冒的常用中成药是

A. 鼻炎康片 B. 藿胆丸

C. 辛芩颗粒 D. 鼻渊舒口服液

E. 千柏鼻炎片

2. 既疏风清热，又化痰散结，利咽开音的常用中成药是

A. 清音丸 B. 黄氏响声丸

C. 桂林西瓜霜 D. 清咽滴丸

E. 珠黄散

3. 主治肝肾阴虚所致的耳鸣耳聋、头晕目眩的常用中成药是

A. 辛芩颗粒 B. 六神丸 C. 耳聋丸

D. 栀子金花丸 E. 耳聋左慈丸

4. 珠黄散的功能为

A. 清热利咽，生津润燥

B. 清热滋阴，祛痰利咽

C. 解毒化腐，敛疮

D. 清热解毒，祛腐生肌

E. 清热解毒，消肿利咽

5. 有滋阴清热、解毒消肿之功的常用中成药

A. 清咽滴丸 B. 锡类散 C. 清音丸

D. 六神丸 E. 口炎清颗粒

6. 清咽滴丸的主治是

A. 风热外束、痰热内盛所致的急、慢性喉痹

B. 热毒内蕴所致的咽痛、咽部红肿

C. 外感风热所致的急喉痹

D. 肺胃津亏，咽喉不利

E. 咽喉肿痛，喉风喉痛

二、配伍选择题（B型题）

每题1分。备选答案在前，试题在后。每组若干小题。备选项可重复选用，也可不选用。每组题均对应同一组备选答案，每题只有一个正确答案。

A. 锡类散 B. 复方鱼腥草片

C. 黄氏响声丸 D. 玄麦甘桔颗粒

E. 口炎清颗粒

7. 用于外感风热所致的急喉痹、急乳蛾的是

8. 用于阴虚火旺、虚火上浮致口鼻干燥、咽喉肿痛的是

9. 用于阴虚火旺所致的口腔炎症的是

10. 用于心胃火盛所致的咽喉糜烂肿痛的是

A. 清热滋阴，祛痰利咽

B. 清热解毒，消肿止痛

C. 疏风清热，解毒利咽

D. 清热泻火，凉血解毒

E. 清肝泻火，利湿通窍

11. 玄麦甘桔含片的功能是

12. 耳聋丸的功能是

13. 冰硼散的功能是

14. 桂林西瓜霜的功能是

15. 清咽滴丸的功能是

A. 清热解毒 B. 解毒化腐，敛疮

C. 疏风清热，解毒利咽

D. 清热泻火，凉血解毒

E. 清肝泻火，利湿通窍

16. 复方鱼腥草片的功能是

17. 锡类散的功能是

18. 栀子金花丸的功能是

A. 清音丸 B. 黄氏响声丸

C. 口炎清颗粒 D. 珠黄散

E. 栀子金花丸

19. 主治肺胃热盛所致的口舌生疮的是

20. 主治肺热津亏，咽喉不利，口舌干燥剂，声哑失音的是

21. 主治热毒内蕴所致的咽痛的是

22. 主治风热外束，痰热内盛所致的急、慢性喉痹的是

A. 冰硼散 B. 桂林西瓜霜

C. 六神丸 D. 清音丸

E. 黄氏响声丸

23. 主治热毒蕴结所致的咽喉肿痛的是

24. 主治风热上攻，肺胃热盛所致的乳蛾的是

25. 主治烂喉丹痧，咽喉肿痛，喉风喉痈的是

参考答案

最佳选择题：1. C 2. B 3. E 4. D 5. E 6. C

配伍选择题：7. B 8. D 9. E 10. A 11. A 12. E 13. B 14. B 15. C 16. A 17. B 18.D 19. E 20. A 21. D 22. B 23. A 24. B 25. C

第七章　骨伤科常用中成药

接骨疗伤剂

（一）接骨续伤剂

【接骨七厘片】

功能：活血化瘀，接骨续筋

主治：跌打损伤，闪腰岔气，骨折筋伤，瘀血肿痛

【接骨丸】

功能：活血散瘀，消肿止痛

主治：跌打损伤，闪腰岔气，筋伤骨折，瘀血肿痛

（二）化瘀消肿剂

【七厘散（胶囊）】

功能：化瘀消肿，止痛止血

主治：跌仆损伤，血瘀疼痛，外伤出血

【云南白药（胶囊，片）】

功能：化瘀止血，活血止痛，解毒消肿

主治：跌打损伤，瘀血肿痛

【跌打丸】

功能：活血散瘀，消肿止痛

主治：跌打损伤，筋断骨折，瘀血肿痛，闪腰岔气

【舒筋活血片（胶囊）】

功能：舒筋活络，活血散瘀

主治：筋骨疼痛，肢体拘挛，腰背酸痛，跌打损伤

【活血止痛散（胶囊，片）】

功能：活血散瘀，消肿止痛

主治：跌打损伤，瘀血肿痛

【单 元 测 试】

一、最佳选择题（A 型题）

每题 1 分。题干在前，选项在后。每道题的备选选项中，只有一个最佳答案，多选、错选或不选均不得分。

1. 活血化瘀，接骨续伤的常用中成药是

A. 七厘散　　B. 接骨丸　　C. 接骨七厘散
D. 活血止痛散　　E. 跌打丸

2. 舒筋活络，活血散瘀的常用中成药是

A. 云南白药片　　B. 七厘散
C. 舒筋活血片　　D. 跌打丸
E. 活血止痛散

3. 跌打丸的功能是

A. 化瘀消肿，止痛止血
B. 活血散瘀，消肿止痛
C. 舒筋活络，活血止痛
D. 活血化瘀，接骨续筋
E. 化瘀止血，活血止痛

4. 跌打损伤，闪腰岔气，骨折筋伤，瘀血肿痛宜选用的常用中成药是

A. 舒筋活血片　　B. 接骨七里片
C. 跌打丸　　D. 七厘散
E. 活血止痛散

5. 跌打损伤，瘀血肿痛，吐血，咯血，便血，痔血等宜选用的常用中成药是

A. 接骨七厘片　　B. 接骨丸
C. 七厘散　　D. 云南白药胶囊
E. 活血止痛散

6. 主治跌仆损伤，血瘀疼痛，外伤出血的中成药是

A. 舒筋活血片　　B. 七厘散
C. 活血止痛散　　D. 接骨七厘散
E. 跌打丸

二、配伍选择题（B 型题）

每题 1 分。备选答案在前，试题在后。每组若干小题。备选项可重复选用，也可不选用。每组题均对应同一组备选答案，每题只有一个正确答案。

A. 活血化瘀，接骨续筋
B. 活血散瘀，消肿止痛
C. 化瘀止血，活血止痛，解毒消肿
D. 舒经活络，活血散瘀
E. 化瘀消肿，止痛止血

7. 接骨丸的功能是
8. 七厘散的功能是
9. 活血止痛散的功能是
10. 云南白药的功能是
A. 跌打损伤，闪腰岔气，筋伤骨折，瘀血肿痛
B. 跌打损伤，瘀血肿痛，吐血、咯血、便血、痔血，崩漏下血
C. 跌打损伤，瘀血疼痛，外伤出血
D. 筋骨疼痛，肢体拘挛，腰背酸痛，跌打损伤
E. 跌打损伤，瘀血肿痛
11. 接骨丸适用于
12. 舒筋活血片适用于
13. 活血止痛散适用于
14. 接骨七厘散适用于

参考答案

最佳选择题：1. C　2. C　3. B　4. B　5. D　6. B
配伍选择题：7. B　8. E　9. B　10. C　11. A　12. D　13. E　14. A

药物组成部分

1.【桂枝合剂】
君——桂枝
臣——白芍
佐药——生姜、大枣
2.【桑菊感冒片】
君——桑叶，菊花
臣——薄荷，桔梗，苦杏仁
佐——连翘，芦根
使——甘草
3.【六一散】
君药——滑石粉
臣药——甘草
4.【葛根芩连丸】
君药——葛根
臣药——黄芩，黄连
佐使——炙甘草
5.【麻仁胶囊】
君药——火麻仁
臣药——大黄，苦杏仁，炒白芍
佐药——炒枳实，姜厚朴
6.【龙胆泻肝丸】
君药——龙胆草
臣药——黄芩，炒栀子
佐药——盐车前子，泽泻，木通
使药——甘草
7.【小建中合剂】
君药——饴糖
臣药——桂枝，白芍
佐药——生姜，大枣
使药——炙甘草
8.【四逆汤】
君药——淡附子
臣药——干姜
佐使药——炙甘草
9.【二陈丸】
君药——制半夏
臣药——陈皮
佐药——茯苓
使药——甘草
10.【清气化痰丸】
君药——胆南星
臣药——酒黄芩，瓜蒌仁霜
佐药——陈皮，枳实，茯苓，苦杏仁，制半夏
11.【养阴清肺膏】
君药——地黄
臣药——麦冬，玄参，白芍，甘草
佐药——牡丹皮，川贝母
使药——薄荷
12.【小青龙胶囊】
君药——麻黄，桂枝
臣药——细辛，干姜
佐药——五味子，白芍，半夏
使药——炙甘草
13.【苏子降气丸】
君药——炒紫苏子
臣药——姜半夏，厚朴，前胡，陈皮
佐药——沉香，当归
使药——甘草
14.【玉屏风胶囊】
君药——黄芪
臣药——炒白术
佐药——防风
15.【金锁固精丸】
君药——炒沙苑子
臣药——莲子，芡实
佐药——莲须，煅龙骨，煅牡蛎
16.【补中益气丸】
君药——炙黄芪
臣药——党参，炒白术，炙甘草
佐药——陈皮，当归，大枣，生姜
使药——柴胡，升麻
17.【当归补血口服液】
君药——黄芪

臣药——当归

18.【四物合剂】

君药——熟地黄

臣药——当归

佐药——白芍，川芎

19.【六味地黄丸】

君药——熟地黄（补）

臣药——酒萸药，山药（补）

佐药——泽泻，茯苓，牡丹皮（泻）

20.【桂附地黄丸】

君药——肉桂，制附子

臣药——熟地黄，酒萸药，山药

佐药——泽泻，茯苓，牡丹皮

21.【生脉饮】

君药——红参

臣药——麦冬

佐药——五味子

22.【朱砂安神丸】

君药——朱砂

臣药——当归，地黄

佐使药——甘草

23.【小柴胡颗粒】

君药——柴胡

臣药——黄芩

佐药——党参，甘草，大枣

使药——甘草

24.【川芎茶调散】

君药——川芎

臣药——羌活，白芷

佐药——荆芥，防风，薄荷，细辛，清茶

使药——甘草

25.【八正合剂】

君药——川木通，炒车前子

臣药——萹蓄，瞿麦，滑石

佐药——大黄，栀子，灯心草

使药——甘草

【经典试题——真题再现】

最佳选择题

1. 二陈丸的药物组成是（2015年A型26题）

A. 陈皮半夏茯神甘草

B. 陈皮厚朴茯苓甘草

C. 陈皮半夏苦杏仁甘草

D. 陈皮半夏茯苓甘草

E. 化橘红半夏茯苓甘草

答案：D

2. 八正合剂处方的君药是（2016年A型35题）

A. 川木通、滑石　　B. 灯心草、瞿麦

C. 川木通、大黄　　D. 瞿麦、炒车前子

E. 川木通、炒车前子

答案：E

综合分析题

某女，55岁，面色萎黄，唇甲色淡，头晕眼花，脉细。医师辨证后处方为四物合剂

3. 医师处以四物合剂，是因其能主治（2015年C型107题）

A. 气虚证　B. 阴虚证　C. 阳虚证

D. 血虚证　E. 气血两虚证

答案：D

4. 四物合剂的君药是（2015年C型108题）

A. 当归　B. 阿胶　C. 川芎

D. 白芍　E. 熟地黄

答案：E

5. 若患者又兼脾胃气虚，症见胃纳不佳，食少便溏，宜加服的成药是（2015年C型109题）

A. 青娥丸　B. 右归丸　C. 参苏丸

D. 四君子丸　E. 桂附地黄丸

答案：D

6. 为减少服药品种，针对患者气血两虚之证，宜选用的成药是（2015年C型110题）

A. 生脉饮　B. 左归丸　C. 八珍颗粒

D. 六君子丸　E. 七制香附丸

答案：C

某男，17岁，暑湿季节，突发泄泻腹痛，便黄而黏，肛门灼热，舌质红，苔黄薄腻，脉滑数。医师诊为湿热蕴结所致泄泻，处方予以中成药葛根芩连丸，连续服用3天，诸症悉除

7. 葛根芩连丸处方的药物组成，除葛根、黄连、黄芩外，还有（2016年C型107题）

A. 连翘　B. 炙甘草　C. 蜂蜜

D. 胡黄连　E. 木香

答案：B

8. 葛根芩连丸处方中的葛根，除能升阳止泻外，又能（2016年C型108题）

A. 解肌退热　　B. 清热解毒

C. 清热燥湿　　D. 益气生津
E. 凉血止血
答案：A
9. 葛根芩连丸处方中的黄连，除清胃肠之火而解毒外，又善（2016年C型109题）
A. 除肌表湿热　　B. 除上焦湿热
C. 除中焦湿热　　D. 除下焦湿
E. 除三焦湿热
答案：C
10. 葛根芩连丸除治上述湿热蕴结之泄泻外，又治（2016年C型110题）
A. 时疫感冒　　B. 体虚感冒
C. 风寒感冒　　D. 风热感冒
E. 风寒夹湿感冒
答案：D

【单 元 测 试】

一、最佳选择题（A型题）

每题1分。题干在前，选项在后。每道题的备选选项中，只有一个最佳答案，多选、错选或不选均不得分。

1. 桑菊感冒片的药物组成有
A. 桑叶，菊花，桂枝
B. 桑叶，连翘，苦杏仁
C. 金银花，连翘
D. 黄连，黄芩，连翘
E. 桑叶，金银花
2. 六一散的药物组成是
A. 藿香，甘草　　B. 连翘，薄荷
C. 滑石粉，藿香　　D. 滑石粉，甘草
E. 藿香，薄荷
3. 葛根芩连丸的药物组成有
A. 葛根，黄芩，金银花
B. 葛根，黄芩，连翘
C. 黄芩，金银花，连翘
D. 葛根，黄芩，黄连
E. 黄芩，桔梗，甘草
4. 龙胆泻肝丸的君药是
A. 龙胆草　　B. 炒栀子　　C. 炒栀子，黄芩
D. 盐车前子，木通　　E. 泽泻，木通
5. 小建中合剂的君药是
A. 桂枝　　B. 白芍　　C. 饴糖
D. 大枣　　E. 生姜
6. 四逆汤的药物组成是
A. 附子，人参，甘草　B. 甘草，干姜，党参
C. 附子，苍术，厚朴　D. 附子，甘草，干姜
E. 附子，甘草，当归
7. 二陈丸的药物组成有
A. 陈皮，厚朴，茯苓，甘草
B. 陈皮，甘草，茯神，半夏
C. 陈皮，半夏，苦杏仁，甘草
D. 陈皮，半夏，茯苓，甘草
E. 化橘红，半夏，茯苓，甘草
8. 清气化痰丸的君药是
A. 酒黄芩　　B. 胆南星　　C. 苦杏仁
D. 枳实　　E. 陈皮
9. 养阴清肺膏的药物组成有
A. 甘草，川贝母，陈皮
B. 白芍，牡丹皮，蜜桑白皮
C. 地黄，薄荷，桔梗
D. 玄参，麦冬，知母
E. 地黄，麦冬，川贝母
10. 金锁固精丸的君药是
A. 煅龙骨　　B. 炒沙苑子　　C. 芡实
D. 煅牡蛎　　E. 莲须
11. 黄芪在补中益气丸中的配伍意义是
A. 补气摄血　　B. 补气利水　　C. 补气升阳
D. 补气行血　　E. 益气生血
12. 当归补血口服液用黄芪的配伍意义是
A. 补气生血　　B. 补气行血　　C. 补气固表
D. 补气行水　　E. 益气行血
13. 六味地黄丸的臣药是
A. 山萸肉、丹皮　　B. 山药、泽泻
C. 山药、山萸肉　　D. 泽泻、丹皮
E. 丹皮、茯苓
14. 六味地黄丸的配伍特点是
A. 辛开苦降　　B. 体用并调　　C. 寒热共用
D. 三补三泻　　E. 散中有收
15. 生脉饮的君药是
A. 党参　　B. 红参　　C. 人参
D. 五味子　　E. 麦冬

二、综合分析题（X型题）

每题1分，题干在前，备选项在后。每道

题备选项中至少有两个正确答案，多选，少选或不选不得分。

患者，男，感冒后出现恶风发热，汗出，头痛，鼻塞干呕，苔白不渴，脉浮缓，诊断为外感风寒，营卫不和证，处方桂枝合剂

16. 桂枝合剂的功能是
A. 解肌发表，调和营卫
B. 助阳解表
C. 益气解表，理气化痰
D. 解表散寒
E. 宣利肺气，疏风止咳

17. 下列对桂枝合剂的配伍组成叙述正确的是
A. 方中的君药是芍药
B. 方中芍药配伍桂枝，散收并举，调和营卫，故为臣药
C. 方中生姜和大枣同为臣药
D. 方中生地、黄芩清泻里热为臣药
E. 方中杏仁降利肺气为佐药

18. 下面对上述病证所选成药的叙述错误的是
A. 是辛温解表药，用于外感风寒证
B. 适用于表虚证
C. 服药期间应忌食生冷、油腻之物
D. 适用于风寒表实无汗者
E. 服药后应多饮开水或热粥，覆被保暖，取微汗为度

患者，女，16 岁，长夏时期犯病，症见身热，心烦，喜饮冷饮，小便不利，泄泻，中医诊断为暑邪夹湿所致的暑湿证，处方六一散

19. 六一散的功能是
A. 清暑利湿　B. 清热解毒
C. 化湿和中　D. 辛凉解表
E. 养阴生津

20. 六一散的君药为
A. 滑石　B. 甘草　C. 滑石、甘草
D. 石菖蒲　E. 薄荷

21. 下列对六一散叙述错误的是
A. 本方为治疗暑湿及湿热壅滞所致小便不利的基础方
B. 暑热较重，可酌情加淡竹叶、西瓜翠衣之类以祛暑
C. 滑石清热解暑，利三焦湿热，为君药
D. 方中甘草为生品
E. 可用于小便清长者

患者，男，28 岁，小便频数，大便秘结，症见大便干结难下，腹部胀满不舒，脉沉滑，舌苔干黄，以麻仁丸一料而愈。

22. 关于麻仁丸的配伍组成，下列说法正确的是
A. 甘草为使药　B. 仅火麻仁为君药
C. 大黄、枳实、白芍为臣药
D. 枳实、白芍、厚朴为臣药
E. 全方共奏益气生津、增液润燥之功

23. 麻仁丸的主治是
A. 寒积里实证　B. 肠热津亏证
C. 肠痈初起，湿热瘀滞证
D. 阳明腑实证
E. 水热互结之大结胸证

24. 下列对麻仁丸叙述错误的是
A. 虚寒性便秘慎用　B. 孕妇慎用
C. 可食辛辣香燥刺激性食物
D. 大黄为臣药　E. 可用于习惯性便秘

患者，女，45 岁，日常脾气躁易怒，常伴有头晕目赤，耳鸣耳聋，耳肿疼痛，胁痛口苦，尿赤涩痛，舌红苔黄腻，脉弦数。中医诊断后处方龙胆泻肝丸。

25. 龙胆泻肝丸的主治是
A. 阳证痈疡肿毒初起　B. 心经火热证
C. 肝火犯胃证　D. 肝胆湿热证
E. 上中二焦邪郁生热证

26. 龙胆泻肝丸的功能是
A. 清肝明目　B. 清热解毒
C. 清肝胆、利湿热　D. 疏肝解郁
E. 平肝潜阳

27. 该药的配伍意义叙述错误的是
A. 黄芩苦寒清泄，善泻火解毒，清热燥湿
B. 当归甘润温补用于补血，为佐药
C. 君药为龙胆草
D. 车前子、泽泻、木通为臣药
E. 甘草和中缓急，调和诸药，为使药

患者，女，40 岁，二月初，病伤寒八九日，四肢逆冷，自利腹痛，目不欲开，神衰欲寐，冷汗自出，脉微细欲绝。断证为心肾阳衰之寒厥证，处方四逆汤。

28. 四逆汤的功能为

A. 温中祛寒，回阳救逆
B. 温中祛寒，补气健脾
C. 温中补虚，和里缓急
D. 温中补虚，降逆止呕
E. 益气，回阳，固脱

29. 四逆汤中的君药是
A. 附子　B. 干姜　C. 附子、干姜
D. 附子、甘草　E. 干姜、大枣

30. 下列对四逆汤叙述错误的是
A. 孕妇禁用　B. 回阳救逆代表药
C. 全方合用，辛热峻补　D. 君药为炮姜
E. 本品含附子，不宜过量、久用

患者，男，47岁，患湿痰证，咳嗽，痰多色白，易咳出，胸脘胀满，恶心呕吐，肢体困倦，舌苔白滑，脉滑，处方二陈丸。

31. 二陈丸的功能为
A. 燥湿化痰，理气和胃
B. 祛痰，止咳，平喘
C. 清热解毒，化痰止咳
D. 清肺润燥
E. 理气化痰，和胃利胆

32. 二陈丸配伍意义解释错误的是
A. 半夏善温化燥，散中焦寒湿痰饮，为君药
B. 茯苓渗湿健脾，助君臣药利湿除痰
C. 生姜为臣药
D. 甘草润肺和中，调和诸药
E. 全方配伍，温燥兼淡渗辛散

33. 关于一陈丸的说法错误的是
A. 服药期间忌食辛辣、生冷、油腻食物
B. 方中只含两味药
C. 方中半夏为制半夏
D. 二陈指陈皮、半夏
E. 肺阴虚所致燥咳、咯血忌用

患者，6岁，冬季随祖父捕鱼，感染风寒，恶寒，发热，头身疼痛，无汗，痰涎清稀而量多，痰饮喘咳，头面四肢浮肿，舌苔白滑，脉浮。断证风寒水饮证，处方小青龙胶囊，

34. 小青龙胶囊的功能为
A. 解表化饮，止咳平喘
B. 发汗祛湿，兼清里热　C. 助阳解表
D. 解表清里　E. 养血健脾

35. 小青龙胶囊的配伍意义错误的是
A. 麻黄、桂枝为君药　B. 半夏为臣药
C. 干姜、细辛为臣药
D. 五味子、白芍为佐药
E. 炙甘草为使药

36. 对小青龙胶囊的叙述错误的是
A. 麻黄、桂枝善解表化饮，宣肺止咳平喘，共为君药
B. 干姜、细辛助君药解表散寒，温化痰饮
C. 适用于内热咳喘及虚喘者
D. 诸药合用，主辛散温化，兼酸甘收敛
E. 本品含麻黄，高血压、青光眼者慎用

患者，男，49岁，长期咳嗽喘息，偶感胸膈满闷。中医诊断为上盛下虚，气逆痰壅，处方苏子降气丸。

37. 苏子降气丸的功能是
A. 降气化痰，温肾纳气
B. 补肾纳气，涩精止遗
C. 益气固表，健脾补肾
D. 滋阴清肺，止咳平喘
E. 益气补肺，止嗽定喘

38. 苏子降气丸的君药是
A. 姜半夏　B. 紫苏子　C. 厚朴
D. 陈皮　E. 沉香

39. 若患者又兼肺肾两虚，阴虚肺热，症见虚劳咳喘，胸满郁闷，自汗盗汗，宜加服的中成药是
A. 人参保肺丸　B. 七味都气丸
C. 二母宁嗽丸　D. 小青龙胶囊
E. 蛤蚧定喘胶囊

患者，30岁，伤寒病愈后，身体恢复如常，但实为虚，有症见自汗恶风、面色6光白，或体虚易感风邪。舌淡苔薄白，脉虚浮。中医断证为表虚不固所致的自汗。故处方以玉屏风胶囊。

40. 玉屏风胶囊可用于
A. 表虚不固　B. 自汗恶风
C. 面色㿠白　D. 体虚易感风寒
E. 以上都是

41. 玉屏风散中君药为
A. 甘草，调和诸药
B. 白术，补气健脾，固表止汗
C. 黄芪，补气固表止汗

D. 防风，祛风解表
E. 益智仁，温补固涩
42. 对玉屏风散叙述错误的是
A. 全方配伍，补中兼疏，寓散于收
B. 热病汗出者慎用
C. 阴虚盗汗者慎用
D. 可用于虚体外感，邪多虚少
E. 服药间饮食宜清淡

患者，女，30岁，经后血虚，为阴血耗损，阴不维阳，阳气无所依附，致肌热面赤，烦渴欲饮，舌淡，脉洪大而虚，按之无力，为气血两虚证，处方当归补血口服液。

43. 当归补血口服液的功能
A. 益气健脾 B. 养心安神 C. 调经舒郁
D. 补气养血 E. 行气止痛
44. 下面当归补血口服液使用注意错误的是
A. 阴虚火旺者慎用
B. 用于治疗失眠时，睡前不宜喝咖啡和浓茶
C. 宜食清淡易消化食物
D. 忌食辛辣、油腻、生冷食物
E. 可用于感冒治疗
45. 对当归补血口服液叙述错误的是
A. 黄芪重用以甘温补升，善补气血行滞
B. 当归为补血要药
C. 全方相伍，气旺血生，共奏补养气血之功
D. 当归为君药
E. 服药期间，忌食辛辣、油腻、生冷食物

患者，七月某日食冷粥数碗，不久后开始呕吐，自此茶饮皆吐，头痛身热，咽喉不利，昏冒，口中常流痰液。医知为中暑，用冷香薷饮投之，随吐，又以井水调益元散，亦吐，昏沉益甚。脉之，阳部洪数无伦，阴部沉微无力，服用盐水后水饮与痰均吐出。此为暑月忍饥，胃中空虚，暑热之气，乘虚而入，胃热极而骤遇冷食而伤胃气，以致痰饮中阻甚至饮人即吐。经盐汤涌吐，胃热与痰涎虽去但气阴大伤，投以生脉饮而诸证顿减。

46. 生脉饮的功能是
A. 益气复脉、养阴生津 B. 益气固表
C. 养血健脾 D. 透邪解郁
E. 宣肺止咳
47. 生脉饮的使用注意下列错误的是
A. 里实证慎用 B. 表证未解者慎用
C. 忌食辛辣油腻食物
D. 治疗期间，心绞痛持续发作者，宜加入硝酸酯类药
E. 出现剧烈心绞痛时应加大剂量
48. 下列关于生脉饮说法错误的是
A. 可用于心悸，气短
B. 麦冬清心除烦为君药
C. 五味子为佐药
D. 组方中有3味药
E. 本药有气阴双补之功

患者，男，43岁，近日常觉腰膝酸冷，肢体浮肿，小便不利，痰饮喘咳。中医诊为肾阳不足，处方桂附地黄丸

49. 桂附地黄丸的功能是
A. 温补肾阳 B. 调理脾胃，益气和营
C. 补肾益精 D. 补肾强腰
E. 温肾化气，利水消肿
50. 桂附地黄丸的君药是
A. 肉桂，制附子 B. 泽泻，熟地黄
C. 熟地黄，酒萸肉 D. 熟地黄，附子
E. 泽泻，牡丹皮
51. 桂附地黄丸主治
A. 肾虚水肿，腰膝酸重
B. 肾虚精亏所致的阳痿不育
C. 肾阳不足，腰膝酸冷，肢体浮肿，小便不利或反多
D. 肾虚腰痛，起坐不利
E. 遗精早泄，腰痛，尿后余沥

患者，男，14岁，患有梦游症，自述心烦神乱，失眠多梦，惊悸怔忡，舌尖红，脉细数。为心火亢盛所致的阴血不足证。选用朱砂安神丸。

52. 朱砂安神丸的功能为
A. 平肝潜阳 B. 行气解郁
C. 清心养血，镇惊安神 D. 清心除烦
E. 滋阴潜阳
53. 朱砂安神丸的配伍意义叙述正确的是
A. 朱砂为君药 B. 黄连泻热除烦，为臣药
C. 生地滋阴血以养神，使神能收摄，为佐药
D. 炙甘草调和药性，为佐药
E. 当归滋阴养血为君药

54. 下列对朱砂安神丸叙述错误的是
A. 为心火尤盛，阴血不足之神志、不安证之常用方
B. 脾胃虚弱者，需要加重剂量
C. 朱砂配黄连，镇清结合，相得益彰
D. 不宜与碘、溴化物同用
E. 方中有朱砂，有毒，不宜多服、久服

患者，26岁，外感病邪，犯少阳证，症见寒热往来，胸胁苦满，食欲不振，中医诊断处方小柴胡颗粒。

55. 小柴胡颗粒的功能为
A. 发汗解表　　B. 调和营卫
C. 疏风解表　　D. 解表散热，疏肝和胃
E. 清热解毒

56. 小柴胡颗粒的配伍意义错误的是
A. 柴胡透泄少阳之邪而和解退热，又疏气机，为君药
B. 生姜、半夏和胃降逆，为佐药
C. 黄芩与柴胡合用，疏散与清里并用
D. 人参补中益气，以扶正祛邪为佐药
E. 甘草为使药

患者，男，44岁，干部，饭后不慎当风，即感左侧头痛，某医院诊断为"血管神经性头痛"，住院治疗月余，无效，先头痛轻重交替，后并伴有麻木感，两目视物昏花。舌质淡红，舌苔薄白，少润，脉浮弦。证属外风头痛症，处方川芎茶调散。

57. 川芎茶调散的功能是
A. 镇肝熄风，滋阴潜阳
B. 祛风清热，养血活血
C. 清热解毒　　D. 疏风止痛
E. 活血化瘀，凉血止血

58. 川芎茶调散的配伍组成错误的是
A. 川芎为君药，活血止痛，祛风行气
B. 羌活祛风邪，散寒湿，为臣药
C. 白芷辛香上行、祛风止痛、芳香通窍为臣药
D. 荆芥、防风为佐药
E. 薄荷、细辛为臣药

59. 服用该药所需的药引是
A. 小米　　B. 米汤　　C. 葱白
D. 清茶　　E. 米醋

参考答案

最佳选择题：1. B　2. D　3. D　4. A　5. C　6. D　7. D　8. B　9. E　10. B　11. C　12. A　13. C　14. D　15. B

综合分析题：16. A　17. B　18. D　19. A　20. A　21. E　22. B　23. B　24. C　25. D　26. C　27. D　28. A　29. A　30. D　31. A　32. C　33. B　34. A　35. B　36. C　37. A　38. B　39. E　40. E　41. C　42. D　43. D　44. E　45. D　46. A　47. E　48. B　49. A　50. A　51. C　52. C　53. A　54. B　55. D　56. D　57. D　58. E　59. D

模拟试题（一）

一、最佳选择题（A型题）

共40分。每题1分。题干在前，选项在后。每道题的备选选项中，只有一个最佳答案，多选、错选或不选均不得分。

1. 既能发表解肌，又生津止渴的药是
A. 蔓荆子　B. 桂枝　C. 柴胡
D. 葛根　E. 升麻

2. 治肝阳眩晕、目珠夜痛及瘰疬肿结之要药是
A. 木贼　B. 天花粉　C. 玄参
D. 夏枯草　E. 决明子

3. 性寒，能泻下逐水，去积杀虫的药物是
A. 牵牛子　B. 大黄　C. 甘遂
D. 芫花　E. 千金子

4. 善治吐泻转筋及消化不良的药物是
A. 豨签草　B. 臭梧桐　C. 秦艽
D. 木瓜　E. 防己

5. 佩兰的功效是
A. 燥湿行气，温中止呕
B. 化湿行气，温中止呕
C. 燥湿行气，消积平喘
D. 化湿，解暑
E. 燥湿温中，除痰截疟

6. 薏苡仁不具有的功效是
A. 清热排脓　B. 清肝明目　C. 健脾止泻
D. 利水渗湿　E. 除痹

7. 既能温中散寒，又可回阳通脉，温肺化饮的药物是
A. 附子　B. 花椒　C. 干姜
D. 吴茱萸　E. 肉桂

8. 为治胃肠积滞及痰滞胸痹之要药是
A. 沉香　B. 化橘红　C. 枳实
D. 香附　E. 陈皮

9. 既助消化，又抑制催乳素分泌的药物是
A. 稻芽　B. 麦芽　C. 神曲
D. 山楂　E. 鸡内金

10. 能杀虫止血的药物是
A. 雷丸　B. 使君子　C. 贯众
D. 苦楝皮　E. 榧子

11. 既能温经止血，又可散寒止痛的药物是
A. 荔枝核　B. 白及　C. 艾叶
D. 桂枝　E. 高良姜

12. 既能活血补血，又能调经止痛，舒筋活络的药物是
A. 何首乌　B. 苏木　C. 鸡血藤
D. 大枣　E. 红花

13. 昆布与海藻均有的功效是
A. 消痰软坚，清心定惊
B. 消痰软坚，利水消肿
C. 消痰软坚，制酸止痛
D. 消痰软坚，清热安胎
E. 消痰软坚，利尿通淋

14. 柏子仁除养心安神外，还能
A. 祛风通络　B. 润肠通便　C. 活血消肿
D. 祛痰开窍　E. 清热解毒

15. 既平肝潜阳，又清肝明目的药物是
A. 蒺藜　B. 赭石　C. 天麻
D. 全蝎　E. 石决明

16. 冰片不具有的功效是
A. 开窍醒神　B. 消肿生肌　C. 化湿
D. 清热　E. 止痛

17. 太子参的功效是
A. 补气养血　B. 大补元气　C. 补气生津
D. 补气缓急　E. 补气利水

18. 能涩肠止泻，温中行气的药物是
A. 赤石脂　B. 五味子　C. 五倍子
D. 石榴皮　E. 肉豆蔻

19. 既涌吐风痰，又杀虫疗癣的药物是
A. 藜芦　B. 雄黄　C. 常山
D. 土荆皮　E. 川楝子

20. 能解毒消肿止痛，又开窍避秽的药是
A. 硼砂　B. 蟾酥　C. 远志
D. 白芷　E. 僵蚕

21. 藿香正气水的功能是
A. 清热解暑，祛湿生津
B. 解表化湿，理气和中
C. 解表散寒，宣肺止嗽

D. 清肺止咳，化痰通便

E. 祛暑除湿，和胃消食

22. 甘露消毒丸除芳香化湿外，还具有的功能是

A. 清热解毒　B. 健胃

C. 补气生津　D. 和中消食

E. 消肿止痛

23. 由于水停气滞水肿，症见蓄水腹胀，四肢浮肿，胸腹胀满，停饮喘急，大便秘结，小便短少时宜首选的中成药是

A. 通便宁片　B. 九制大黄丸

C. 麻仁胶囊　D. 舟车丸

E. 尿毒清颗粒

24. 某女，47 岁，因火热内盛所致的咽喉肿痛，牙龈肿痛，口舌生疮，目赤肿痛，治当清热解毒，宜首选的中成药

A. 板蓝根颗粒　B. 一清颗粒

C. 龙胆泻肝丸　D. 牛黄解毒胶囊

E. 黛蛤散

25. 主治脾胃虚寒，呕吐泄泻，胸满腹痛，消化不良的中成药是

A. 小建中合剂　B. 四逆汤

C. 良附丸　D. 理中丸

E. 香砂养胃颗粒

26. 四逆汤的药物组成是

A. 附子，人参，甘草

B. 甘草，干姜，党参

C. 附子，苍术，厚朴

D. 附子，甘草，干姜

E. 附子，甘草，当归

27. 患者，男，45 岁，症见咳嗽，痰黄黏稠，口干咽痛，大便干燥，证属痰热阻肺，宜首选的中成药是

A. 蛇胆川贝散　B. 清肺抑火丸

C. 橘红丸　D. 强力枇杷露

E. 急支糖浆

28. 肾虚所致的小便频数，夜间遗尿应该选用的是

A. 缩泉丸　B. 金锁固精丸

C. 四神丸　D. 固本益肠片

E. 玉屏风颗粒

29. 启脾丸的功能是

A. 健脾疏肝　B. 健脾清热　C. 健脾养心

D. 健脾和胃　E. 健脾益肾

30. 某男，心悸易惊，失眠多梦，健忘，中医辨证为心气虚寒所致，应首选的中成药是

A. 枣仁安神液　B. 通心络胶囊

C. 柏子养心丸　D. 天王补心丸

E. 解郁安神颗粒

31. 患者症见脘腹胁痛，热厥手足不温，泻痢下重，中医诊为肝气郁结所致，宜选用的中成药是

A. 左金丸　B. 柴胡舒肝丸

C. 气滞胃痛颗粒　D. 四逆散

E. 胃苏颗粒

32. 善治气滞血瘀之胸痹的活血剂是

A. 丹气片　B. 元胡止痛片

C. 消栓通络胶囊　D. 冠心苏合滴丸

E. 复方丹参片

33. 天麻钩藤颗粒的功能是

A. 平肝息风，清热安神

B. 平肝潜阳，醒脑安神

C. 平肝息风，镇心安神

D. 理气解郁，宽中除满

E. 疏风活血，通络止痛

34. 某男，50 随，一周来，水肿，小便不利，水肿腹胀，呕逆泄泻，渴不思饮，证属阳不化气，水湿内停，宜选用的中成药是

A. 萆薢分清丸　B. 五苓散

C. 香连丸　D. 八正合剂

E. 香连化滞丸

35. 仙灵古葆胶囊除滋补肝肾，强筋壮骨外，又能

A. 通络利湿　B. 祛风活络

C. 散风止痛　D. 活血通络

E. 化痰除湿

36. 主治血热风燥型白疕的是

A. 消风止痒颗粒　B. 京万红

C. 消银颗粒　D. 地榆槐角丸

E. 紫草膏

37. 能疏肝理气，养血调经的常用中成药是

A. 七制香附丸　B. 调经活血片

C. 乌鸡白凤丸　D. 益母草颗粒

E. 妇康宁片

38. 具有强筋壮骨，和胃健脾用于治疗和预防

小儿佝偻病、软骨病的是
A. 龙牡壮骨颗粒 B. 琥珀抱龙丸
C. 牛黄抱龙丸 D. 一捻金
E. 肥儿丸
39. 活血化瘀，益气养阴的是
A. 石斛夜光颗粒 B. 障眼明片
C. 明目地黄丸 D. 黄连羊肝丸
E. 复方血栓通胶囊
40. 主治肝肾阴虚所致的耳鸣耳聋、头晕目眩的常用中成药是
A. 辛芩颗粒 B. 六神丸
C. 耳聋丸 D. 栀子金花丸
E. 耳聋左慈丸

二、配伍选择题（B 型题）

共 60 分。每题 1 分。备选答案在前，试题在后。每组若干小题。备选项可重复选用，也可不选用。每组题均对应同一组备选答案，每题只有一个正确答案。

A. 清热解毒，祛痰利咽
B. 清热解毒，排脓消痈
C. 清热解毒，凉血止痢
D. 清热解毒，祛风燥湿
E. 清热解毒，活血止痛
41. 大血藤的功效是
42. 白鲜皮的功效是
A. 解毒截疟 B. 利尿通淋 C. 清肺生津
D. 利咽消肿 E. 清湿热解热毒
43. 地骨皮除退虚热，凉血外，还能
44. 白薇除退虚热，凉血外，还能
45. 青蒿除退虚热，凉血外，还能
A. 祛风湿，通经络，降血压
B. 祛风湿，强筋骨，利水消肿
C. 祛风湿，活血通络，解毒
D. 祛风湿，强筋骨，安胎
E. 祛风通络，定惊止痉
46. 豨莶草，臭梧桐均有的功效是
47. 五加皮，香加皮均有的功效是
48. 蕲蛇，乌梢蛇均有的功效是
A. 泄热 B. 凉血止血 C. 清热排脓
D. 通气下乳 E. 安神
49. 茯苓除利水渗湿外，还具有的功效是
50. 薏苡仁除利水渗湿外，还具有的功效是
A. 止呕止泻 B. 温通经脉 C. 燥湿止带
D. 回阳救逆 E. 温肺化饮
51. 附子除助阳，止痛外，还能
52. 肉桂除助阳，止痛外，还能
A. 佛手 B. 木香 C. 陈皮
D. 化橘红 E. 橘红
53. 能理气宽中，燥湿化痰，发表的药物是
54. 能理气宽中，燥湿化痰，消食的药物是
A. 利尿通淋 B. 凉血通经 C. 消肿生肌
D. 生津止呕 E. 活血定痛
55. 三七除化瘀止血外，还有的功效是
56. 茜草除祛瘀止血外，还有的功效是
A. 活血行气，凉血清心
B. 活血行气止痛
C. 活血祛瘀，消肿止痛
D. 破血逐瘀，续筋接骨
E. 破血逐瘀，通经
57. 延胡索的功效是
58. 郁金的功效是
59. 水蛭的功效是
A. 祛痰排脓 B. 润肺止咳 C. 降气祛痰
D. 利气散结 E. 凉血止血
60. 白前的功效是
61. 前胡的功效是
A. 沙苑子 B. 仙茅 C. 紫河车
D. 核桃仁 E. 海马
62. 能补肾阳，强筋骨，祛寒除湿的药物是
63. 能补肾助阳，活血散结，消肿止痛的药物是
64. 能补肾，温肺，润肠的药物是
65. 能温肾补精，养血益气的药物是
A. 肉苁蓉 B. 菟丝子 C. 何首乌
D. 补骨脂 E. 益智仁
66. 能明目安胎的药物是
67. 能暖肾摄唾的药物是
68. 能纳气平喘的药物是
A. 五味子 B. 五倍子 C. 乌梅
D. 诃子 E. 罂粟壳
69. 能敛肺，涩肠，止痛的药物是
70. 能敛肺，涩肠，生津，安蛔，止血的药物是
A. 泻火通便 B. 润肠通便 C. 理气通便
D. 健脾益气，润肠通便
E. 宽中理气，泻下通便

71. 麻仁胶囊的功能是
72. 通便宁片的功能是
73. 当归龙荟丸的功能是
A. 清胃泻火，解毒消肿　　B. 清热解毒
C. 清热解毒，散瘀止痛
D. 清热泻火，散风止痛
E. 清热解毒，泻火通便
74. 清胃黄连丸的功能是
75. 新雪颗粒的功能是
A. 肺热咳嗽，痰多
B. 外感风寒，痰湿内阻引起的咳嗽
C. 风寒感冒咳嗽，气逆
D. 燥热蕴肺所致的咳嗽
E. 痰浊阻肺所致的咳嗽痰多，气逆喘促
76. 蛇胆川贝散主治
77. 二母宁嗽丸主治
78. 降气定喘丸主治
A. 固肾涩精　　B. 健脾温肾
C 温肾散寒，固肾涩精
D. 益气，固表，止汗
E. 补肾缩尿
79. 固本益肠片除了涩肠止泻还具有的功能是
80. 金锁固精丸的功能是
81. 缩泉丸的功能是
A. 温补气血
B. 益气养阴，健脾和胃，行气导滞
C. 滋补肝肾　　D. 补血调经
E. 清热养阴，生津止渴
82. 十全大补丸的功能是
83. 养胃舒胶囊的功能是
A. 活血祛瘀，通络行气
B. 活血化瘀，温经通络
C. 活血化瘀，通脉止痛
D. 活血化瘀，通脉活络
E. 活血化瘀，理气止痛
84. 丹七片的功能是
85. 血塞通颗粒的功能是
86. 消栓通络胶囊的功能是
A. 癃清片　　B. 茵陈五苓丸
C. 消炎利胆片　　D. 香连丸
E. 排石颗粒
87. 用于治疗下焦湿热所致的热淋的是
88. 用于治疗肝胆湿热，脾肺郁结所致的黄疸的是
A. 清热解毒，凉血化瘀，消肿止痛，祛腐生肌
B. 散结消肿，化瘀止痛
C. 温阳化湿，消肿散结
D. 软坚散结，活血消痈，清热解毒
E. 清热燥湿，活血消肿，祛腐生肌
89. 京万红软膏的功能是
90. 小金丸的功能是
A. 大黄䗪虫丸　　B. 固经丸
C. 宫血宁胶囊　　D. 千金止带丸
E. 白带丸
91. 具有活血破瘀，通经消癥功能的是
92. 具有滋阴清热，固经止带功能的是
A. 消糜栓　　B. 保妇康栓
C. 生化丸　　D. 下乳涌泉散
E. 桂枝茯苓丸
93. 具有清热解毒，燥湿杀虫，祛腐生肌功能的是
94. 具有行气破瘀，生肌止痛功能的是
A. 止泻灵颗粒　　B. 小儿化毒散
C. 清宣止咳颗粒　　D. 小儿消积止咳口服液
E. 牛黄抱龙丸
95. 具有健脾益气、渗湿止泻作用的是
96. 具有清热解毒，活血消肿作用的是
97. 具有疏风清热，宣肺止咳作用的是
A. 明目蒺藜丸　　B. 八宝眼药散
C. 黄连羊肝丸　　D. 明目地黄丸
E. 明目上清片
98. 上焦火盛引起的暴发火眼、羞明多眵、眼边赤烂，宜选用
99. 外感风热所致的暴发火眼、红肿作痛、头晕目眩，宜选用
100. 肝胃火盛所致的目赤肿痛、眼缘溃烂、畏光怕风，宜选用

三、综合分析题（C 型题）

共 10 分。每题 1 分，题目分为若干组，每组题目基于同一个临床情景病例，实例或者案例的背景信息逐题展开，每题的备选项中，只有 1 个最符合题意。

患者，女，55 岁，因受风寒，咳嗽痰清稀

量多色白，胸脘痞满不适，时有恶心欲吐，苔白腻，脉滑濡，建议选择半夏配伍治疗

101. 半夏的功效是
A. 温肺止咳，利气散结，通络止痛
B. 燥湿化痰，祛风止痉，解毒散结
C. 燥湿化痰，降逆止呕，消痞散结
D. 消痰行水，降逆止呕，通便
E. 清热化痰，开郁散结，润肺止咳

102. 为增强半夏燥湿化痰功效，尤宜配伍使用的药物是
A. 瓜蒌　B. 陈皮　C. 白芥子
D. 前胡　E. 川贝母

103. 患者痰清稀量多，尤宜选择的是
A. 姜半夏　B. 半夏曲　C. 生半夏
D. 竹沥半夏　E. 法半夏

104. 若患者兼呕吐清水，尤宜选择的是
A. 半夏曲　B. 姜半夏　C. 生半夏
D. 法半夏　E. 竹沥半夏

105. 为合理用药，不宜与半夏配伍使用的药物是
A. 甘草　B. 瓜蒌　C. 贝母
D. 乌药　E. 乌头

患者，26岁，外感病邪，犯少阳证，症见寒热往来，胸胁苦满，食欲不振，中医诊断处方小柴胡颗粒。

106. 小柴胡颗粒的功能为
A. 发汗解表　B. 调和营卫
C. 疏风解表　D. 解表散热，疏肝和胃
E. 清热解毒

107. 小柴胡颗粒的配伍意义错误的是
A. 柴胡透泄少阳之邪而和解退热，又疏气机，为君药
B. 生姜、半夏和胃降逆，为佐药
C. 黄芩与柴胡合用，疏散与清里并用
D. 人参补中益气，以扶正祛邪为佐药
E. 甘草为使药

患者，男，44岁，干部，饭后不慎当风，即感左侧头痛，某医院诊断为“血管神经性头痛”，住院治疗月余，无效，先头痛轻重交替，后并伴有麻木感，两目视物昏花。舌质淡红，舌苔薄白，少润，脉浮弦。证属外风头痛症，处方川芎茶调散。

108. 川芎茶调散的功能是
A. 镇肝熄风，滋阴潜阳
B. 祛风清热，养血活血
C. 清热解毒　D. 疏风止痛
E. 活血化瘀，凉血止血

109. 川芎茶调散的配伍组成错误的是
A. 川芎为君药，活血止痛，祛风行气
B. 羌活祛风邪，散寒湿，为臣药
C. 白芷辛香上行、祛风止痛、芳香通窍为臣药
D. 荆芥、防风为佐药
E. 薄荷、细辛为臣药

110. 服用该药所需的药引是
A. 小米　B. 米汤　C. 葱白
D. 清茶　E. 米醋

四、多项选择题（X 型题）

共 10 分。每题 1 分，题干在前，备选项在后。每道题备选项中至少有两个正确答案，多选，少选或不选不得分。

111. 荆芥的主治病证有
A. 里实热证　B. 疮疡初期兼表证
C. 风疹瘙痒　D. 风寒表证
E. 崩漏便血

112. 有明目退翳功能的解表药有
A. 木贼　B. 蝉蜕　C. 葛根
D. 薄荷　E. 升麻

113. 黄连，黄芩，黄柏均有的功效是
A. 清热　B. 燥湿　C. 解毒
D. 退虚热　E. 泻火

114. 甘遂、京大戟、红大戟均有的功效是
A. 消肿散结　B. 杀虫疗疮　C. 泻水逐饮
D. 破血消癥　E. 祛痰止咳

115. 具有安胎作用的药物是
A. 广藿香　B. 苍术　C. 紫苏
D. 砂仁　E. 黄芩

116. 川芎的主治病证有
A. 胸痹心痛　B. 小便不利　C. 风湿痹痛
D. 痛经经闭　E. 头痛

117. 半夏，天南星，白附子均有的功效是
A. 燥湿化痰　B. 降逆止呕　C. 散结
D. 祛风止痉　E. 杀虫灭虱

118. 磁石与龙骨均有的功效是

A. 平肝潜阳　B. 纳气平喘　C. 镇惊安神
D. 收敛固涩　E. 聪耳明目

119. 全蝎与蜈蚣均有的功效是
A. 平肝潜阳　B. 通络止痛　C. 攻毒散结
D. 清肝明目　E. 息风止痉

120. 患者，男，42 岁，腹痛绵绵，肠鸣腹胀，食少不化，久泻不止，腰酸乏力，形寒肢冷，舌淡苔白，脉虚。适用于此证的中成药有
A. 四神丸　B. 固本益肠片
C. 金锁固精丸　D. 缩泉丸
E. 玉屏风散

参考答案

最佳选择题：1. D　2. D　3. A　4. D　5. D　6. B　7. C　8. C　9. B　10. C　11. C　12. C　13. B　14. B　15. E　16. C　17. C　18. E　19. A　20. B　21. B　22. A　23. D　24. D　25. D　26. D　27. B　28. A　29. D　30. C　31. D　32. E　33. A　34. B　35. D　36. C　37. A　38. A　39. E　40. E

配伍选择题：41. E　42. D　43. C　44. B　45. A　46. A　47. B　48. E　49. E　50. C　51. D　52. B　53. E　54. D　55. E　56. B　57. B　58. A　59. E　60. C　61. C　62. B　63. E　64. D　65. C　66. B　67. E　68. D　69. E　70. C　71. B　72. E　73. A　74. A　75. B　76. A　77. D　78. E　79. B　80. A　81. E　82. B　83. C　84. C　85. D　86. B　87. A　88. B　89. A　90. B　91. A　92. B　93. A　94. B　95. A　96. B　97. C　98. A　99. E　100. B

综合分析题：101. C　102. B　103. E　104. B　105. E　106. D　107. D　108. D　109. E　110. D

多项选择题：111. BCDE　112. AB　113. ABCE　114. AC　115. CDE　116. ACDE　117. AC　118. AE　119. BCE　120. AB

模拟试题（二）

一、最佳选择题（A 型题）

共 40 分。每题 1 分。题干在前，选项在后。每道题的备选选项中，只有一个最佳答案，多选、错选或不选均不得分。

1. 既疏散风热，又平肝明目，清肺润肺，凉血止血的药物是
A. 桑叶　B. 薄荷　C. 菊花
D. 蝉蜕　E. 牛蒡子

2. 生用走气分而泻火，炒黑入血分而止血的药物是
A. 芦根　B. 知母　C. 夏枯草
D. 决明子　E. 栀子

3. 性热有大毒，能泻下冷积，逐水退肿，祛痰利咽，蚀疮去腐的药物
A. 巴豆　B. 芦荟　C. 芫花
D. 千金子　E. 番泻叶

4. 尤善治少阴伏风及下半身风寒湿痹的药物是
A. 威灵仙　B. 乌梢蛇　C. 海风藤
D. 伸筋草　E. 独活

5. 既可化湿止呕，又能解暑的药物是
A. 广藿香　B. 砂仁　C. 佩兰
D. 白豆蔻　E. 草豆蔻

6. 茯苓与薏苡仁均有的功效是
A. 渗湿，安神　B. 渗湿，排脓
C. 渗湿，明目　D. 渗湿，健脾
E. 渗湿，除痹

7. 附子不具有的功效是
A. 补火　B. 回阳救逆　C. 助阳
D. 杀虫止痒　E. 散寒止痛

8. 集理气，降气，纳气为一身的药物是
A. 沉香　B. 陈皮　C. 柿蒂
D. 乌药　E. 枳实

9. 善治油腻肉积的药物是
A. 莱菔子　B. 山楂　C. 稻芽
D. 麦芽　E. 鸡内金

10. 为治蛔虫，蛲虫佳品，且善治小儿疳积的药物是
A. 雷丸　B. 使君子　C. 槟榔
D. 鹤草芽　E. 南瓜子

11. 既能收敛止血，又可消肿生肌的药物是
A. 蒲黄　B. 三七　C. 血余炭
D. 苎麻根　E. 白及

12. 红花的功效是
A. 活血通经，祛瘀止痛
B. 活血通经，通利关节
C. 活血通经，下乳消肿
D. 活血通经，利尿通淋
E. 活血通经，引血下行

13. 川贝母与浙贝母均有的功效是
A. 清肺化痰，开郁散结
B. 清热化痰，清心定惊
C. 清热化痰，制酸止痛
D. 清热化痰，利尿通淋
E. 清热化痰，润肠通便

14. 酸枣仁与柏子仁均有的功效是
A. 养心安神，通便　B. 养心安神，止呕
C. 养心安神，止泻　D. 养心安神，开窍
E. 养心安神，止汗

15. 珍珠母不具有的功效是
A. 平肝潜阳　B. 凉血止血　C. 清肝明目
D. 安神定惊　E. 收湿敛疮

16. 能开窍宁神，活血通经，消肿止痛的药物是
A. 冰片　B. 远志　C. 麝香
D. 石菖蒲　E. 苏合香

17. 能补气养阴，清火生津的药物是
A. 黄芪　B. 西洋参　C. 蜂蜜
D. 大枣　E. 白术

18. 能补益肝肾，收敛固脱的药物是
A. 赤石脂　B. 莲子肉　C. 山茱萸
D. 肉豆蔻　E. 芡实

19. 内服涌吐痰热，宿食，外用研末吹鼻，引去湿热的药物是
A. 毛茛　B. 瓜蒂　C. 轻粉
D. 铅丹　E. 儿茶

20. 能通络止痛，散结消肿的药物是
A. 硫黄　B. 炉甘石　C. 马钱子

D. 雄黄　E. 大蒜

21. 保济丸除了解表外，还可

A. 祛湿，和中　B. 宣肺止咳

C. 清热解毒　D. 解热止痛

E. 宣肺泄热

22. 十滴水除祛暑外，又能

A. 理气　B. 健脾　C. 和中

D. 利尿　E. 健胃

23. 某女，55岁，因肠胃实热积滞所致的便秘，症见大便秘结，腹痛拒按，腹胀纳呆，口干苦，小便短赤，舌红苔黄，脉弦滑数，适宜的中成药是

A. 通便宁片　B. 当归龙荟丸

C. 九制大黄丸　D. 麻仁胶囊

E. 增液口服液

24. 主治脏腑蕴热，具有清热解毒，消肿止痛功能的中成药是

A. 导赤丸　B. 牛黄至宝丸

C. 芩连丸　D. 板蓝根颗粒

E. 清热解毒口服液

25. 阳虚欲脱，冷汗自出，四肢厥逆，下利清谷，脉微欲绝，应选用的中成药是

A. 四逆汤　B. 党参理中丸

C. 附子理中丸　D. 小青龙胶囊

E. 小建中合剂

26. 小建中合剂的君药是

A. 桂枝　B. 白芍　C. 饴糖

D. 大枣　E. 生姜

27. 主治风寒感冒咳嗽，气逆的中成药是

A. 养阴清肺膏　B. 苏子降气丸

C. 蜜炼川贝枇杷膏　D. 杏苏止咳糖浆

E. 橘红丸

28. 四神丸的功能是

A. 健脾温肾，涩肠止泻

B. 补肾缩尿　C. 固肾涩精

D. 温肾散寒，涩肠止泻

E. 温肾散寒，固肾涩精

29. 下列选项中是济生肾气丸的功能的是

A. 滋阴补肾　B. 温补气血　C. 养阴生津

D. 温肾化气　E. 健脾益气

30. 治疗情志不畅，肝郁气滞所致失眠，心烦等宜用

A. 柏子养心丸　B. 枣仁安神液

C. 天王补心丸　D. 朱砂安神丸

E. 解郁安神颗粒

31. 肝火犯胃所致的胃痛，胁痛宜用

A. 四逆散　B. 养血安神丸

C. 左金丸　D. 力气拈痛丸

E. 胃苏颗粒

32. 具有活血祛瘀，行气止痛功能的是

A. 血塞通颗粒　B. 血府逐瘀口服液

C. 力气拈痛丸　D. 木瓜丸

E. 保和丸

33. 外感风邪所致的头痛，或有恶寒，发热，鼻塞宜用

A. 四逆散　B. 正天丸

C. 川芎茶调散　D. 蛇胆陈皮胶囊

E. 红药气雾剂

34. 香连丸的功能是清热化湿和

A. 行血化滞　B. 行气止痛　C. 温阳化气

D. 疏肝理气　E. 分清化浊

35. 风寒湿闭阻，肝肾两亏，气虚不足所致痹病首选

A. 通风定胶囊　B. 天麻丸　C. 四妙丸

D 木瓜丸　E. 独活寄生合剂

36. 主治水、火、电灼伤，皮肤损伤的是

A. 如意金黄散　B. 拔毒生肌散

C. 京万红　D. 紫草膏

E. 阳和解凝膏

37. 妇科十味片除了养血舒肝，还可

A. 滋阴清热　B. 通经消癥　C. 调经止痛

D. 调经止带　E. 理气活血

38. 用于脾胃气虚所致的疳证的药物是

A. 小儿化食丸　B. 小儿消食片

C. 一捻金　D. 健脾消食丸

E. 肥儿丸

39. 善泻肝火又明目的是

A. 石斛夜光颗粒　B. 明目蒺藜丸

C. 明目地黄丸　D. 黄连羊肝丸

E. 明目上清片

40. 既疏风清热，又化痰散结，利咽开音的常用中成药是

A. 清音丸　B. 黄氏响声丸

C. 桂林西瓜霜　D. 清咽滴丸

E. 珠黄散

二、配伍选择题（B型题）

共60分。每题1分。备选答案在前，试题在后。每组若干小题。备选项可重复选用，也可不选用。每组题均对应同一组备选答案，每题只有一个正确答案。

A. 清热解毒，排脓消痈
B. 清热解毒，祛风燥湿
C. 清热解毒，凉血止痢
D. 清热解毒，祛痰利咽
E. 清热解毒，活血止痛
41. 鱼腥草的功效是
42. 白头翁的功效是
A. 养阴生津　　B. 祛瘀止痛
C. 活血化瘀　　D. 解毒泻火定惊
E. 滋阴降火，解毒散结
43. 除清热凉血外，生地黄还能
44. 除清热凉血外，玄参还能
A. 祛风湿，强筋骨
B. 祛风湿，强筋骨，调经止血，补肺止咳
C. 祛风除湿，散寒止痛
D. 祛风通络，定惊止痉
E. 祛风湿，止痛，利水
45. 千年健的功效是
46. 鹿衔草的功效是
47. 川乌的功效是
A. 利水渗湿　　B. 利尿通淋，止痛
C. 清热利湿，退黄　　D. 利水清热，通气下乳
E. 利尿通淋，祛风止痒
48. 猪苓的功效是
49. 茵陈的功效是
50. 海金沙的功效是
A. 燥湿杀虫止痒　　B. 温助肾阳
C. 理气和胃　　D. 止呕止泻
E. 温肺化饮
51. 小茴香除散寒止痛外，还有的功效是
52. 高良姜除温中散寒止痛外，还有的功效是
A. 散瘀消肿　B. 杀虫止痒　C. 破血通经
D. 利湿退黄　E. 清心除烦
53. 灯心草利尿通淋外，还具有的功效是
54. 萹蓄除利尿通淋外，还具有的功效是
A. 清肝泻火　B. 止泻止带　C. 生津止呕
D. 祛痰止咳　E. 清热安胎
55. 白茅根除凉血止血外，还有的功效是
56. 侧柏叶除凉血止血外，还有的功效是
A. 破血逐瘀，杀虫
B. 散瘀止痛，接骨疗伤
C. 活血消癥，通经下乳，消肿排脓
D. 化瘀止血，解蛇虫毒
E. 活血通经，下乳消肿，利尿通淋
57. 王不留行的功效是
58. 穿山甲的功效是
A. 宣肺利咽　B. 清热滑痰　C. 宣散风热
D. 降逆止呕　E. 润肺止咳
59. 竹沥的功效是
60. 旋覆花的功效是
61. 桔梗的功效是
A. 沙苑子　B. 续断　C. 杜仲
D. 冬虫夏草　E. 狗脊
62. 能补肝肾，强筋骨，安胎的药物是
63. 能补肝肾，行血脉，续筋骨的药物是
64. 能益肾补肺，止血化痰的药物是
65. 能补肾固精，养肝明目的药物是
A. 黄芪　B. 西洋参　C. 白术
D. 太子参　E. 大枣
66. 能燥湿利水的药物是
67. 能止汗安胎的药物是
68. 能托毒生肌的药物是
A. 益气，除热，止汗　　B. 收敛止汗
C. 止汗退热，益胃生津
D. 补益肝肾，收敛固脱
E. 收敛固涩，益气生津，滋肾宁心
69. 麻黄根的功效是
70. 浮小麦的功效是
A. 泻下导滞　　B. 养阴生津，增液润燥
C. 滋阴补肾，润肠通便　　D. 行气逐水
E. 泻火通便
71. 九制大黄丸的功效是
72. 增液口服液的功效是
73. 苁蓉通便口服液的功效是
A. 新雪颗粒　　B. 黛蛤散
C. 牛黄至宝丸　　D. 导赤丸
E. 清胃黄连片

74. 某男，24 岁，牙龈肿痛 3 天，兼见口舌生疮，咽喉肿痛。证属肺胃火盛，宜首选的中成药是

75. 某女，55 岁，头痛眩晕一周，兼见目赤耳鸣，口燥咽干，大便燥结，证属胃肠炽热，宜首选的中成药是

A. 半夏天麻丸　B. 蛇胆川贝散

C. 复方鲜竹沥液　D. 橘贝半夏颗粒

E. 礞石滚痰丸

76. 治脾虚湿盛，风痰上扰所致的眩晕，头痛，如蒙如裹，胸脘满闷，宜首选

77. 治痰气阻肺，咳嗽痰多，胸闷气急，宜首选

78. 治痰热咳嗽，痰黄黏稠，宜首选

A. 清热解毒　B. 镇惊安神　C. 开窍镇惊

D. 行气止痛　E. 凉血止血

79. 苏合香丸除了芳香开窍还具有的功能是

80. 万氏牛黄清心丸除了镇静安神还具有的功能是

81. 局方至宝散除了开窍镇静还具有的功能是

A. 左归丸　B. 人参固本丸

C. 生脉饮　D. 八珍丸

E. 健脾生血颗粒

82. 既滋阴益气，又固本培元的常用中成药是

83. 既健脾和胃，又养血安神的常用中成药是

A. 气虚血瘀所致的中风

B. 瘀血痹阻所致眩晕头痛，经期腹痛

C. 气滞血瘀之胸痹

D. 血热所致的肠风便血，痔疮

E. 气阴两虚，瘀血阻络所致的胸痹

84. 丹七片的主治是

85. 血府逐瘀口服液的主治是

86. 消栓胶囊的主治是

A. 清热解毒、利湿通淋、益肾

B. 疏风散寒，解表清热

C. 清湿热、利小便

D. 温阳化气、利湿行水

E. 清热利尿、补气健脾

87. 茵陈五苓丸的功能是

88. 五苓散的功能是

A. 连翘败毒丸　B. 生肌玉红膏

C. 如意金黄散　D. 拔毒生肌散

E. 牛黄醒消丸

89. 主治热毒郁滞、痰瘀互结所致的痈疽发背、瘰疬流注、乳痈乳岩的是

90. 主治热毒蕴结肌肤所致的疮疡，症见局部红肿热痛、未溃破的是

A. 固经丸　B. 乌鸡白凤丸

C. 逍遥丸　D. 女金丸

E. 艾附暖宫丸

91. 用于血虚气滞、下焦虚寒引起的月经不调的是

92. 用于阴虚血热引起的月经不调的是

A. 通乳颗粒　B. 乌鸡白凤丸

C. 七制香附丸　D. 妇炎平胶囊

E. 桂枝茯苓丸

93. 具有清热解毒，燥湿止带，杀虫止痒功能的是

94. 具有舒肝养血，通乳功能的是

A. 肥儿丸　B. 小儿化毒散

C. 小儿消积止咳口服液

D. 儿感清口服液　E. 鹭鸶咯丸

95. 用于热毒内蕴、毒邪未尽所致的口疮肿痛、疮疡溃烂、烦躁口渴、大便秘结的是

96. 用于小儿消化不良，虫积腹痛，面黄肌瘦，食少腹胀，泻泄，宜选

97. 用于小儿饮食积滞，痰热蕴肺所致咳嗽，夜间加重，喉间痰鸣，腹胀、口臭，宜选

A. 清热散风，明目止痛

B. 消肿止痛，退翳明目

C. 滋肾，养肝，明目

D. 补益肝肾，退翳明目

E. 滋阴补肾，清肝明目

98. 明目上清片的功能是

99. 障眼明片的功能是

100. 明目地黄丸的功能是

三、综合分析题（C 型题）

共 10 分。每题 1 分，题目分为若干组，每组题目基于同一个临床情景病例，实例或者案例的背景信息逐题展开，每题的备选项中，只有 1 个最符合题意。

患者，女，30 岁，近日出现发热，微恶风，头晕，目赤，咳嗽，舌苔薄黄，脉浮数。适合选用桑叶，菊花。

101. 桑叶与菊花均有的功效是
A. 疏散风热，凉血止血
B. 疏散风热，清热解毒
C. 疏散风热，清肝平肝
D. 疏散风热，利咽消肿
E. 疏散风热，清肺润肺
102. 桑叶与菊花均能主治的病证是
A. 血热出血证　　B. 肝阳上亢证
C. 热毒疮痈证　　D. 阴虚肺燥证
E. 疹出不透

某女，65岁，时发水泻，历时3年。就诊时正值盛暑，每日水泻3～4次，伴倦怠乏力，畏寒肢冷，舌质淡，苔白水滑，脉沉。医师诊为脾虚水湿不运之泄泻，处方为炒白术、茯苓、猪苓、炒泽泻、陈皮、炒车前子、炒山药，水煎服。服药5剂，水泻遂止，倦怠乏力、畏寒肢冷有所改善。

103. 医师在处方中选用炒白术，是因其既能健脾止泻，又能
A. 燥湿利水　B. 燥湿行气　C. 化湿行气
D. 胜湿止泻　E. 化湿止泻
104. 医师在处方中选用炒车前子，是因其既能利水，又能
A. 燥湿止泻　B. 健脾止泻　C. 渗湿止泻
D. 固肾止泻　E. 涩肠止泻
105. 3个月后，该患者又来就诊。自诉大便溏泄1周，日3～4次，倦怠乏力、畏寒肢冷明显加重，舌淡苔白，脉沉。医师诊为脾虚水湿不运，兼脾肾阳虚，遂去原方中的炒车前子，加补骨脂、炮姜。连进7剂，泄泻得以缓解。医师加用补骨脂，是因其能
A. 补肾壮阳，益阴止泻
B. 补肾养血，温胃止泻
C. 补肾健脾，升阳止泻
D. 补肾壮阳，温脾止泻
E. 补肾燥湿，益气止泻

患者，男，49岁，长期咳嗽喘息，偶感胸膈满闷。中医诊断为上盛下虚，气逆痰壅，处方苏子降气丸。

106. 苏子降气丸的功能是
A. 降气化痰，温肾纳气
B. 补肾纳气，涩精止遗
C. 益气固表，健脾补肾
D. 滋阴清肺，止咳平喘
E. 益气补肺，止嗽定喘
107. 苏子降气丸的君药是
A. 姜半夏　B. 紫苏子　C. 厚朴
D. 陈皮　E. 沉香
108. 若患者又兼肺肾两虚，阴虚肺热，症见虚劳咳喘，胸满郁闷，自汗盗汗，宜加服的中成药是
A. 人参保肺丸　　B. 七味都气丸
C. 二母宁嗽丸　　D. 小青龙胶囊
E. 蛤蚧定喘胶囊

患者，30岁，伤寒病愈后，身体恢复如常，但实为虚，有症见自汗恶风、面色㿠白，或体虚易感风邪。舌淡苔薄白，脉虚浮。中医断证为表虚不固所致的自汗。故处方以玉屏风胶囊。

109. 玉屏风胶囊可用于
A. 表虚不固　　B. 自汗恶风
C. 面色㿠白　　D. 体虚易感风寒
E. 以上都是
110. 玉屏风散中君药为
A. 甘草，调和诸药
B. 白术，补气健脾，固表止汗
C. 黄芪，补气固表止汗
D. 防风，祛风解表
E. 益智仁，温补固涩

四、多项选择题（X型题）

共10分。每题1分，题干在前，备选项在后。每道题备选项中至少有两个正确答案，多选，少选或不选不得分。

111. 细辛主治
A. 阴暑证　B. 少阳证　C. 寒饮咳喘
D. 寒湿带下　E. 小儿惊风
112. 能利咽的药有
A. 蔓荆子　B. 桑叶　C. 薄荷
D. 淡豆豉　E. 牛蒡子
113. 可退虚热的药物有
A. 地骨皮　B. 黄柏　C. 牡丹皮
D. 胡黄连　E. 知母
114. 桑寄生、五加皮均有的功效是

A. 祛风湿　B. 安胎　C. 强筋骨
D. 利水消肿　E. 补肝肾

115. 能退黄的药物有
A. 广金钱草　B. 茵陈　C. 秦艽
D. 茯苓　E. 金钱草

116. 海蛤壳与瓦楞子均有的功效是
A. 软坚散结　B. 活血化瘀　C. 清心定惊
D. 凉血止血　E. 制酸止痛

117. 半夏的主治病证有
A. 破伤风　B. 痰多眩悸　C. 胸脘痞满
D. 痰多咳嗽　E. 梅核气

118. 附子与肉桂均有的功效是
A. 补火助阳　B. 散寒止痛　C. 回阳救逆
D. 温通经脉　E. 引火归原

119. 能温肺化饮，治寒饮咳喘的药有
A. 小茴香　B. 细辛　C. 花椒
D. 干姜　E. 高良姜

120. 既能杀虫，又能消积的是
A. 使君子　B. 鹤草芽　C. 槟榔
D. 雷丸　E. 榧子

参考答案

最佳选择题：1. A　2. E　3. A　4. E　5. A　6. D　7. D　8. A　9. B　10. B　11. E　12. A　13. A　14. E　15. B　16. C　17. B　18. C　19. B　20. C　21. A　22. E　23. A　24.C　25. A　26. C　27. D　28. D　29. D　30. E　31. C　32. B　33. C　34. B　35. E　36. C　37. C　38. D　39. D　40. B

配伍选择题：41. A　42. C　43. A　44. E　45. A　46. B　47. C　48. A　49. C　50. B　51. C　52. D　53. E　54. B　55. C　56. D　57. C　58. E　59. B　60. D　61. A　62. C　63. B　64. D　65. A　66. C　67. C　68. A　69. A　70. A　71. A　72. B　73. C　74. E　75. C　76. A　77. D　78. C　79. D　80. A　81. A　82. B　83. E　84. B　85. C　86. A　87. C　88. D　89. E　90. A　91. E　92. A　93. D　94. A　95. B　96. A　97. C　98. A　99. D　100. C

综合分析题：101. C　102. B　103. A　104. C　105. D　106. A　107. B　108. E　109. E　110. C

多项选择题：111. AC　112. CE　113. ABCDE　114. ACE　115. ABCE　116. AE　117. BCDE　118. AB　119. BD　120. ACDE